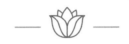

学了中医才知道

李军红 著

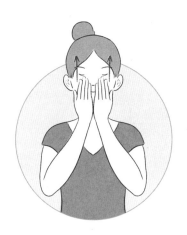

天津出版传媒集团

天津科学技术出版社

图书在版编目（CIP）数据

学了中医才知道 / 李军红著 . -- 天津 : 天津科学
技术出版社 , 2023.12
　　ISBN 978-7-5742-1651-8

　　Ⅰ. ①学… Ⅱ. ①李… Ⅲ. ①养生（中医）Ⅳ.
① R212

　　中国国家版本馆 CIP 数据核字（2023）第 195183 号

学了中医才知道
XUELE ZHONGYI CAI ZHIDAO

责任编辑：孟祥刚

责任印制：兰　毅

出　　版：天津出版传媒集团
　　　　　天津科学技术出版社

地　　址：天津市西康路 35 号

邮　　编：300051

电　　话：（022）23332490

网　　址：www.tjkjcbs.com.cn

发　　行：新华书店经销

印　　刷：艺堂印刷（天津）有限公司

开本 710×1000　1/16　印张 12.5　字数 115 000
2023 年 12 月第 1 版第 1 次印刷
定价：55.00 元

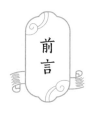

治病的方法其实很简单

　　转瞬间十几个春秋过去了，大家都说大夫越老越吃香，其实是因为越老经验越多。如今的我还是遵从初心，认为用越少的钱，越简单的方法，把病人的病治好，这个大夫做得就称职。

　　一味药，一个简单的方法，听医生的话（医嘱）就能解决问题吗？我确切地告诉您，能！我这里就有一个例子。病人的前列腺有问题，吃药打针效果都不明显，导致自己尿不尽，尿等待，近期还出现了阳痿早泄的症状，我就给他开了治小儿腹泻的丁桂儿脐贴，也就是我们常说的宝宝一贴灵，让他贴在脐下三、四寸的地方，两天换一次，连用三次，平时戒酒和辣，多喝白开水利尿，结果他用完了三次，病就好了一多半，又坚持用了几次，病就彻底好了。这就是我所追求的医道至简，触类旁通。

　　中医治病，很多治法都需要医生反复推敲和琢磨，就如同一种病，不同的大夫看，开的药就不一样。中药不同于西药，抗炎就是抗炎，抗病毒就是抗病毒，前列腺的位置就夹在输尿管上，口服和输液药物都不易被吸收，根本没办法让药物在前列腺这个独立体上达到治疗量，所以我就想到了这个方法，外用，正好贴在前列腺的位置，丁香的"透"加上肉桂的"温"，直达病所，没有治不好的道理。

这本书中还有很多方法，通过调七情、解六欲，配合单味中药，达到调病治病的目的，大家可以对症各取所需，把自己的身体调治好。

如果确实需要，我就在北京阳明中医门诊部坐诊，大家可以联系我，我会跟大家一起成长、学习。书中的不足之处还望大家给予指正，衷心感谢你们这么多年的陪伴，谢谢！

李军红

2023 年 7 月 27 日

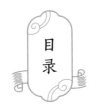

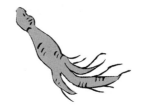
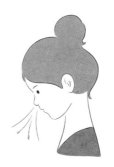

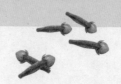

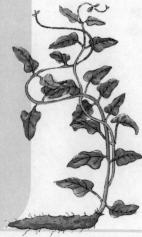

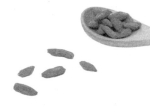

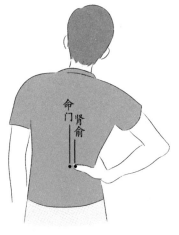

◆ 第 **5** 章 ◆

四季暖您心窝的养生法

| 后记 |

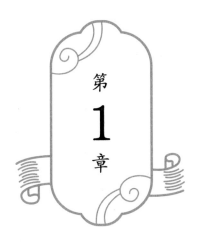

第 1 章

万病从气起

01 人活得好不好，由气说了算

如果我们的身体一点儿问题都没有，外邪是不会有机可乘、有缝可钻的。"风雨寒热，不得虚，邪不能独伤人"，说的正是这个道理。您想想，如果内邪"惹事"后，外邪也来"凑热闹"，那我们的身体岂不是屋漏偏逢连夜雨了？

从"气不打一处来"到"把人活活气死"说起。

生活中，如果形容一个人很生气，就用"气不打一处来"，可见这个人的气有多大了。气一旦大了，就会把人"气坏"甚至"气得半死"，当然更严重的就是把人"气死"。比如，三国时期的大将周瑜就是自己把自己活活气死的一个例子。

为什么要说"人活一口气"呢？这句话一是形容此人有志气，二是说人呼吸进出都是靠一口气，一口气上不来，气断了，人也就呜呼哀哉了！还有，形容一个人时来运转了，就说他运气好；气足呢，就说"气吞万里如虎"……由此可见，我们的身体处处是离不开气的。

其实，"气"与我们的关系远不止这些。古往今来，包括《黄帝内经》在内的医学典籍及大医都认为，气是人生命的根本，养生治病的根本在于调气。比如，《素问·举痛论》说："百病生于气也"，而大医孙思邈则说，"民散则国亡，气竭则身死。"换言之，如果把身体比作国家，"气"就是国民，无民不成国，所以养生首要就是调气，调病也在于调气。而神医华佗也说，"其要谷神不死，守生养气者也"。"谷"的意思是养，这句话的意思就是说，若要延年益寿，就要靠养气。

其次，《医门法律·先哲格言》说："人之生死由乎气。"庄子也说："人之生，气之聚也，聚则为生，散则为死。"也就是说，人能活多长，活得好不好等，都由"气"说了算。气聚则生，气壮则康；气衰则弱，气散则亡。

掌管我们生老病死的"气"有两种

那么，"气"到底是什么？竟然能掌管我们的身体好坏与生死。

《黄帝内经》认为：掌管我们生老病死的"气"分两种，一种是自然界的六种气候（外气）：风、寒、暑、湿、燥、火。当它们出现异常，侵袭人体时，就成为"害群之气"，也称之为

"六邪"（六淫之气）；另一种是七情（内邪），指人的喜、怒、忧、思、悲、恐、惊，七种情绪。当七情失调时，它们就会直接损害脏腑，使脏腑的气机逆乱、气血失调，让人生病。

外邪——失常的风、寒、暑、湿、燥、火

风、寒、暑、湿、燥、火是自然界的六种气候，有自己正常的变化规律和限度，本来对人体是无害的。不过，一旦气候变化异常，比如春天天气应该暖和起来，却特别冷，连下暴雪；秋天本该秋高气爽，却过于湿热；冬天应该很冷，却是个暖冬……六气就变成对人体有害的"邪气"，威胁我们的健康。

比如，具有善行、数变特点的风邪侵袭人体，会"入侵"全身上下任何部位，上至头脸，下至腿脚；外至皮肤，内至肺腑，人就会出现很多病症，如头痛、眩晕、风湿性关节炎、脑梗死、癫痫等。另外，风邪还喜欢跟其他五邪"扎堆"，一起害人生病，所以有"风为百病之长"的说法。

又如，具有寒冷、凝滞、收引特点的寒邪伤人时，轻则导致咳嗽、腰疼、关节病、水肿，重则导致心痛、心悸等。

夏日炎炎，具有火热、上升发散、挟湿特点的暑、热邪来势汹汹，一旦侵袭人体，轻则会引起头昏、中暑、精神疲倦等情况，严重的会出现神志混乱、高热不退、黄疸等症状。

夏天七八月时，经常下雨，天气潮湿，具有重、浊、黏滞特点的湿邪侵害人体后，人开始时会出现腹胀、没胃口、关节酸痛、四肢沉、精神萎靡、嗜睡等症状，慢慢又会出现大便溏泻、小便不利、脚气、湿疹、带下病等。这些病往往缠绵难愈，让人烦恼不已。

秋天秋高气爽，具有干燥、收敛、清肃特点的燥邪侵犯人体后，人往往会口唇燥裂、鼻咽干燥、两目干涩，同时还会出现毛发干枯、缺少水分等症状，还生出好多头皮屑来。此外，燥邪最容易伤肺，让人出现干咳少痰，痰黏难咯，甚至痰中带血等症状。

具有炎热、炎上、耗气伤津、生风动血特点的火邪最容易损伤人体正气，使人出现口舌糜烂、生疮、目赤肿痛、齿龈肿痛、肢体乏力等症状，有时甚至会发展成神志异常及各种出血病症（如吐血、尿血等）。

外邪大概就是这么伤人的。我再说说内邪是如何伤人的。

内邪——失调的喜、怒、忧、思、悲、恐、惊

一旦情绪失调，正常的七情就变成了损害我们五脏六腑的邪气：过喜伤心，过怒伤肝，过思伤脾，过忧、过悲伤肺，过惊、过恐则伤肾。

过喜伤心

人一旦喜乐无极，超过了正常的限度，就会"伤"心。比如范进中举后，狂喜之下突然就疯了。心为五脏六腑之主，心神受损必损及其他脏腑。又如，逢年过节的时候，老人一年到头见不到子女，突然见到就喜则气缓，心气就有点儿外散。如果再多吃点儿东西，脾胃的气就不够用了，心脏病就容易发作。所以，人高兴是件好事，但过喜就未必了。

过怒伤肝

老人是不能发怒的，如果怒气往上一冲，脑血管就容易破裂。另外，人在发怒时，气往上走，血压很容易升高，从而导致头晕头痛、面赤耳鸣，甚至出现吐血或昏厥的症状。现在，很多女性朋友的乳房里都有许多不明的肿块，其中一个重要的原因就是她们平常爱着急生气。

过思伤脾

人忧思过度，身体里的气就会凝聚、不通，时间一长就会气不通畅，形成"气结"，百病随之而起。比如，诸葛亮因过度操劳、思虑导致脾胃衰弱不堪，最后只活到54岁就死了。

过忧、过悲伤肺

古代医家发现，肺是表达人忧愁、悲伤情绪的主要器官。人在忧愁、悲伤时，会耗伤肺气，耗散肺阴，故有"过悲则伤肺，肺伤则气消"之说。久而久之，就会意志消沉，出现气短胸闷、精神萎靡不振和懒惰等症状。比如，经常哭泣的林黛玉，一直郁郁寡欢，伤了肺气，最后命丧黄泉。

过惊、过恐伤肾

很多人都以为只有性生活过度才会伤肾，殊不知受惊和恐惧更加伤肾，这会导致肾精不足，精气不能上奉，使得心肺失其濡养。这时，人就会出现胸满腹胀、心神不安、夜不能寐等情况，严重的还会出现耳鸣、眩晕、耳聋、阳痿等症状，有时甚至还会置人于死地。比如，国外曾经做过一个试验，将一个死刑犯带到一间黑屋子里，告诉他要割开他的血管，让他慢慢流血而死。工作人员用刀背在死刑犯的手腕上划了一下后，再给他听流水的声音，3 小时后，这个犯人死了。这就是恐惧致死的一个例子。

当然，临床上，六邪（外邪）和七情（内邪）侵袭人体，使人生病时，都不是"孤军作战"的。相反，它们会"互相勾结"，纠缠不清。比如，风、寒、暑、湿、燥五种邪气在一定条件下，都可以转化为火邪。火邪侵害人体后，影响人的七情，使人心情烦躁不安，引发"内火"，结果出现满眼红血丝、大便干、尿黄等症状。

如果身体一点儿问题也没有，外邪是不会有机可乘、有缝可钻的。"风雨寒热，不得虚，邪不能独伤人"，说的正是这个道理。想想看，如果内邪"惹事"后，外邪也来"凑热闹"的话，那我们的身体岂不是屋漏偏逢连夜雨了？

无论外邪还是内邪，中医把这些损害人的身体的邪气统统称为"魔"。《黄帝内经》就认为"万病由心生"，这个"心"就是"心魔"，即邪气，所以又有"万病从气生"一说。而要想保持身体健康，我们就应该把这些"心魔"统统赶走。这样，我们的身体就不会遭受"危险分子"的侵扰了。

02 "四通强体祛病法"，
养气、补肾、调脾气

　　人们练武就是为了强身健体，练武之人通过活动四肢打通了经络，使精、气、神十足，这和中医的目的是一致的。所以，功夫里的任何一招一式都是人间妙药。

　　从第一天给人看病起，我就感觉到肩上有沉甸甸的责任。于是，我看病时尽可能用最好的药，力求在最短的时间内把病人治好。刚开始时有一些效果，病人也多了，但病人的医药费却增加了，负担加重了。这让我心里很不安，于是多方搜罗一些简、便、廉、验的药物及治法，既方便病人在家诊治和疗养，又可防范疾病、衰老于未然。

　　有一次，我向一位前辈请教养生之术，前辈没有直接回答，而是给我讲了一个故事：文殊菩萨让弟子善财童子去采药，善财童子随手抓起一把草，回来递给文殊菩萨说："您让我去采药，我看到的一切都是药，所以就抓了这把草回来。"文殊菩萨微笑着回答说："你说得很对，天地间确实到处都是'药'。"

我恍然大悟，开始在生活中寻找不只是药草的"药"，慢慢有了自己的发现。

我发现医道是相通的。师父说，医道相通，自古皆然。道家养生主要是养性，养性就是调喜、怒、忧、思、悲、恐、惊七情，跟中医所谓的"调情志"是一回事。七情正常了，人体正气十足，哪怕有外邪入侵，也伤不了身体。

另外，养生还讲究顺应自然、饮食有节、适劳逸、慎衣着、节饮食、谨居处、守节操，等等。其实，这些也都是医生们告诉病人的注意事项，只要这样做就可以少生病或不生病。

除此之外，道教还有好多比较好的养生方法，比如五禽戏、胎息法、八段锦等导引法。这些养生方法之所以广受欢迎，是因为练它们能打通人体的经络，让我们全身上下气血畅通。气血通了，身体自然就没什么毛病了。

给病人看病时，我会将武、道中的养生功法及智慧作为"灵丹妙药"，写在方子上，再辅以一种或两种具有相似功效的中草药配方。比如，在后面我讲到了一个取自少林"四段功"的招式——"罗汉托天式"，就是能打通人体上中下三焦（上焦心肺，中焦脾胃，下焦肝肾），治疗便秘等症的一个好方法；而辅助配方是"五子润肠膏"，"五子"指火麻仁、紫苏子、松子仁、炒杏仁、炒芝麻。这两个配方我在临床上屡用不爽。

本书主要介绍了"四通强体祛病法",这让我实现了自己对病人的承诺,也让我从一名普通的医生转变成了一个善于用"药"的人。如果这些方法能够为大家造福,我就心满意足了。更重要的是,我想让大家破除"心魔",找回对身体的自信。

另外,"四通强体祛病法"中的30道养生天机,36种《本草纲目》中的家用中草药配方及50余种药食同源之药,都是疗身心的"良药",让您不用费心找经络,也不必麻烦诊脉,就能与健康结缘,为生活添福添运。

平常我们去医院看病,都是医生开方,其实,掌握本书中的"四通强体祛病法",你也可能为自己开方。医治我们身体的良药,往往都是最简单、最经济,但却是最有效的。

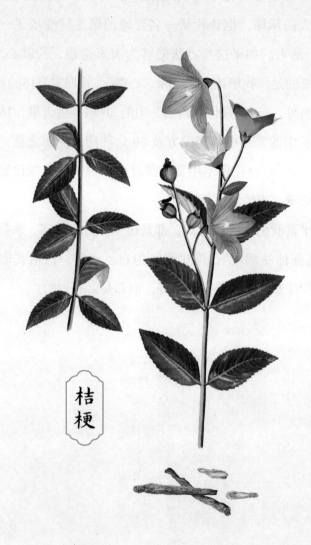

桔梗

第
2
章

常练身体回春法，
气足自然身体好

01 身体回春法——
"天天从头想到脚"

适宜人群	病人、术后恢复的人及亚健康人群。
方　法	①用嘴吸气；②沉气。想象吸入的气像一股山间清泉从头流到脚；③吐气。
功能主治	调气，使气像"清道夫"一样，打通身体所有堵塞处。

有一次，师父从五台山回来后不久，因病不得不切除了右肺的大叶，导致肺气、元气大伤。平日里跟他要好的同门纷纷前来探望，有的还拿了冬虫夏草、鹿茸之类的补品，希望师父能早日康复。师父吃了不少补品，却没什么作用。一时间，大家都很着急。

一个月后，出差回来的我去探望师父，发现他原本苍白的脸上重现红润，看起来精神也好多了。我不禁大为惊讶，问师父吃了什么灵药。师父说："这都是武术的功劳啊。"原来，他的师弟，一个和尚，听说他生病后，将这个办法传授给了他。师父坚持练习了一个月，身体眼看着好了起来。

坚持此法 11 年，至今师父依然声音洪亮，身体硬朗。闲暇的时候，又能跟我们一起切磋武艺了，兴之所至还会一试身手。谈到自己的病，他高兴地说："这简单的功法不仅治好了我的病，还让我返老还童了。"

师父得病的经历，唤起了我以往的思索。我一直在想，让师父身体痊愈的这个方法是否就是自己一直在寻找的基础养生大法？它是否能在人们有病时得强力辅助，无病时养神护心呢？我能否用这个办法，就可以使人们免除吃药打针、寻医问药的麻烦？

当我把这些想法都告诉师父后，师父非常赞同："这个方法疗效非常好，如果您在看病之余，能够把'身体回春法'传授给病人，就是在给病人提供一种很好的疗法啊。"

说到这里，一定早有读者耐不住性子，问这到底是什么功法了，怎么去练呢？

别急，大道至简，"身体回春法"的练习非常简单。

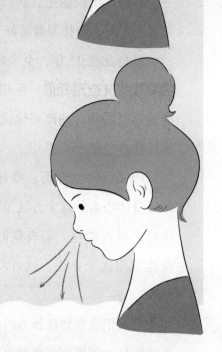

小贴士

身体回春法

方法

先吸气，想象"气"像山间的一股清泉一般，从头顶向下，流经五脏六腑、四肢百骸（沉气），最后流至大海（脚）；再低头闭嘴，用鼻子将气呼出（吐气），一次循环就完成了。整个过程中，气从头顶"走"到脚上，所以，我又称它为"从头想到脚呼吸法"。

时间

每天做 4 ～ 5 个循环。

为什么这么简单的呼吸法会有如此神奇的疗效呢？下面，我结合人体经络，给大家详细地解释一下。

中医认为，人生病，是因为体内有毒排不出去，堵塞在人体的五脏六腑中而产生的。用"身体回春法"沉气时，想象气到达五脏六腑，充盈我们的整个身体，犹如"清道夫"一般，将身体内所有不通之处的毒冲出去，"通就是补"，功效自然神奇了。

沉气时，气从头到脚，依次打通百会穴、膻中穴、气海穴（四指并拢，取脐下三寸处，又名丹田穴）、会阴穴、涌泉穴五大人体要穴，一气贯通，自然能让身体强壮起来。

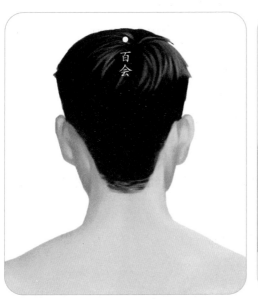

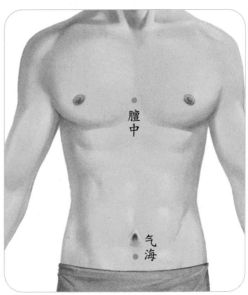

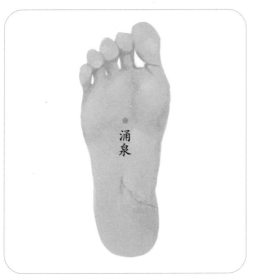

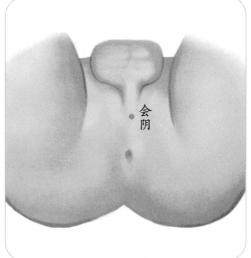

　　记得刚学会"身体回春法"时，我教一个患顽固性打嗝的病人练，他练了没多久，就好了。打嗝的原因是胃气不通畅（不降），而"沉气"时恰好可以降胃气，调整气机。

　　此外，还有一个做生意的老板，才40岁就患了阳痿，来找我开些壮阳药。我说不用，坚持练习一下"身体回春法"吧。他回家后练了不到一个月，就高高兴兴地来找我说："好了，好像又回到了20多岁的时候了。"

　　为什么练"身体回春法"有这样显著的效果呢？中医认为，像阳痿或者早泄这些男人的难言之隐都是由于肾中的元气亏损，而练习此法能强壮肾中精气，坚持练习，各种症状自然都会明显好转。

　　诸如此类的病例积累起来都可以编成一个小册子了，仅我周围，就有数不清的人见证了"身体回春法"的神奇功效。

　　需要注意的是，刚开始练习时，可能要到3～4天后，我们才能慢慢学会"沉气"，但只能"沉"到气海处。一两个月后，气就能"沉"至会阴穴、涌泉穴了。如果"沉气"过程中感觉某一部位隐约作痛，说明那里的气血不通，有问题，而坚持练习就会缓解，直至消失。

　　"沉气"时一定不要憋气，否则变成"从头憋到脚"就不对了。"身体回春法"的关键在于用意而不用力，专心去想，这样就不会因憋气而面红耳赤，导致气不能下沉，达不到预期的效果。

　　实际上，"身体回春法"可随时随地练习，您想练就练。只要是在空腹状态，一天之中总能抽出几分钟来练习。

　　如今，我们身边的很多人为了益寿延年，不惜花重金打抗衰老的针剂，或者吃名贵的保健品等。殊不知，最经济、最实用又最有效的养生秘诀——"身体回春法"就在您身边。坚持练习，您会每一天都仿佛置身于清新洁净的大自然中，让心灵放慢脚步，感受什么是身体的大欢喜。

　　"身体回春法"让大家直接获得健康，何尝不是积善积德之举呢？掌握它，我们就能为自己和家人的健康保驾护航。

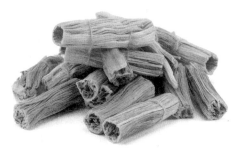

苇根

02 双手勤洗面，
老年不痴呆

适宜人群	防止老年痴呆。
方 法	双手干洗脸、梳头。
功能主治	促进头面部血液循环，健脑补髓，为全身做"保健操"。

  一位老先生因为家族有老年痴呆症史，总怕自己也得上这种病，所以经常去买一些所谓的抗衰老的保健药品来吃。

  他服用这些药已经 3 年了。最近他感觉自己的记忆力明显下降了，注意力也不集中，别人说点儿什么事，自己好半天才能反应过来；做菜已经放过盐了，过一会儿又放一次；刚买完的东西总忘记拿走；走路不稳当，很容易就摔倒……他根据自己看过的相关医学书，觉得这些都是老年痴呆症的前兆。越这么想，他就越觉得自己真的患了老年痴呆症，觉得有必要找医生看看，又还想吃些更好、更有效的营养药，最后他直接来找我了。

我首先让他停服以前用的药物，因为这些药的保健作用有限，更多的只是给人心理安慰而已。

然后我教了他一个方法：就像平时洗脸一样，只是不用水，而是用双手干洗。

这是营养脑细胞、预防老年痴呆症的最好办法。

过了半年，一天早上，我看见他手中提着一个鸟笼，嘴里哼着京剧，双目微闭，在路边的人行道上悠闲地踱步。我担心扰了

双手洗面法

♡ 方法

先搓手，等到手掌很热的时候上下洗脸。洗完十几个来回后，把十指张开，像梳子一样梳头，一直梳到脖子后面的发际处。

🕐 时间

每天做 10 次左右。

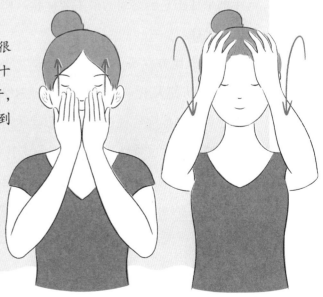

他的情趣，就没跟他打招呼。我猜想，他肯定再也不用担心患上老年痴呆症了。

可能有朋友就奇怪了，为什么干洗脸和梳头有这么神奇的效果？这是因为，头面部有很多重要的经络和穴位。干洗脸和梳头时，就同时按摩了这些脉络和穴位，给头部乃至全身做了"保健操"。

干洗脸揉擦脸部，能够促进脸部血液的循环，刺激脑神经。加上脸上的目、舌、口、鼻、耳五官和肝、心、脾、肺、肾五脏一一对应，干洗脸按摩了五官，就间接调适了五脏。

"头为诸阳之所会"，从经脉的循行上看，循行到头上的经脉有督脉、膀胱经、胆经、肝经、胃经、三焦经、大肠经、小肠经、阳维脉和阳跷脉，共10条经脉。梳头按摩了头部，打通了这些经脉，清阳之气上升到头面，健脑补髓，预防脑萎缩。而老年痴呆症正是脑萎缩的最主要症状，所以梳头可以有效地预防老年痴呆症。

打个比方，头就像个"地球"，这些经络就是循行的"经纬"。梳头使大脑"经纬清晰"，时刻保持清醒，这样的人怎么会得老年痴呆症呢？现在，我想您就明白为何干洗脸、梳头法会如此神通了吧，也难怪这个老人没再来找我了。

这么看来，干洗脸、梳头还可以治疗更多的病症呢！比如，按摩脸上的承浆穴、地仓穴、迎香穴可治疗鼻塞、鼻出血、牙

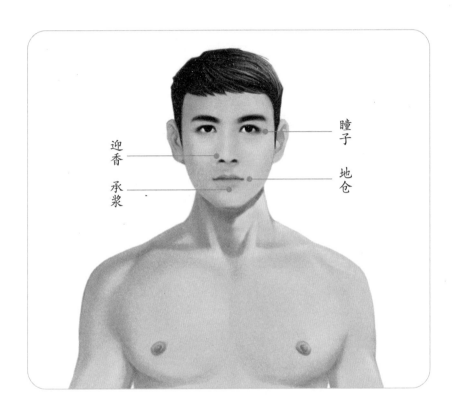

痛、口角流涎等病症；长按瞳子穴可治迎风流泪，白内障，青光眼，目眩，视疲劳引起的视物不清、流泪、眉棱骨痛等症状；头顶处环绕在百会穴四周的四神聪穴，它们犹如四路神仙各守一方，按压此穴既提升人体的阳气，还促进头部的血液循环，起到醒脑益智、助眠安神、消除疲劳、强健精神的作用，又可去除头皮瘙痒症状，加速毛发的生长，减少头皮屑……

　　除了干洗脸、梳头外，中老年人只要"凡事持平常心"，福气就愿意来"串门"了。

03 踮脚法强卫气，专治自汗、盗汗，容易感冒或发炎的人

适宜人群	经常自汗、盗汗，容易感冒或发炎的人，或者自身免疫力差的人。
方　　法	踮脚，每次踮 30 下，每天 1 ~ 2 次。
功能主治	强健卫气，增强免疫力，美容养颜。

我刚开始跟师父习武时，觉得最辛苦、最乏味的就是站桩。但是可不要小瞧了它，这叫桩功，里面还有养生祛病的大学问呢！下面，请听我一一道来。

师父说，自己刚习武的时候有一个同门师弟，人很笨，同样学一套拳法，别人学两天，可他学了半个月还是学不会。祖师爷一气之下就说，您不要再学套路了，就站桩吧！当时，大家都觉

得祖师爷在惩罚他，所以都看不起他。而他这个人很倔，就这样一站就是一年。年终大比武的时候，轮到他出场，别人打他的时候，他脚底下就像生了根，纹丝不动，可只要他一出手，别人就会应声倒地，威力大得惊人，把同门师兄弟都给镇住了。

后来，师父解释说，站桩就是能让脚下生根的功夫，功夫练到家，就练成了千斤坠。这是因为站桩时向下坠体能强健卫气，给身体加上一层"保护膜"，就像地球的外周有大气层保护一样。卫气强健，就等于给身体穿了一层"铁布衫"，让病邪无论何时何地，都不能乘虚而入。

卫气虚，皮毛、汗腺的腠理不固，开阖失调，内外不固，汗液不受"管束"，自己跑了出来，就会出现自汗、盗汗的现象。另外，卫气虚，身体失去了保卫，病邪就会很容易地通过第一道屏障，进入我们的身体。自然，卫气虚的人易患感冒、易感染多种病毒和细菌，而病毒和细菌又是诸多疾病的重要诱因。除了站桩外，还有什么方式可以强卫气呢？看看下面的例子，您就知道了。

有一次，我去隔壁的理发店理发。理发店老板知道我是医生，就跟我抱怨说，他每天都要出好多汗，把衬衫都湿透了，手心里也老有汗。夏天天热出汗没什么，可冬天也是狂出汗。以前，他觉得这不是什么大病，就没有去看医生。不过，同事们知道后，都说他肾虚，让他买几盒六味地黄丸吃吃。他吃了几十盒，出汗的毛病不但没治好，反而还上火了。他就问我，他是不是真的肾虚了？

我说："您这么年轻，哪会那么容易就肾虚？您的肾不虚，以后不要再吃六味地黄丸了。您是卫气虚，汗液不固，才会平白无故地老出汗。"另外，我教了他一种不用吃药就能治出汗的办法，是一种"运动"。他以为我让他去健身，连忙摇头说："不不不，我可没那个时间。"

我说，"当然不是让您去健身，我知道您也没时间。"

这种"运动"就是踮脚法。

小贴士

踮脚法

方法

站立时，以脚尖为支点，反复踮脚，踮脚时您会感觉身体的每一寸皮肤和肌肉都在紧张地颤抖。

时间

每次踮脚 30 下，每天 1 ~ 2 次。

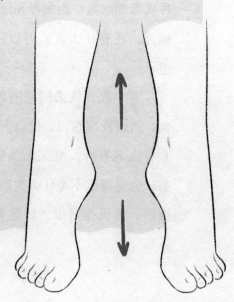

练习的时间长了，您的汗就会明显减少或消失。

等我再去理发，理发店的老板很有心得地对我说，一开始觉得没什么，但坚持了一个月，就不怎么出汗了；以前每个月都感冒一次，现在已经好长时间没感冒了；因为工作很累，原来他是定期去按摩院放松的，可那只能放松局部，不像这坠体，做完后，从头到脚，全身都得到了放松，而且还省钱。他让老婆也开始练，没想到练了一段时间，他老婆脸部的肌肉变得紧绷了，皱纹也少了，省了好多化妆品。

踮脚时，脚部活动幅度最大的部位是脚跟，而脚跟与肾经、膀胱经及大脑的联系相当紧密。经常踮踮脚就能补肾，可谓"强肾经大法"。《灵枢·营卫生会》说："卫出于下焦（肝肾）"，所以肾精充足，卫气自然充足了。看来，踮脚与站桩异曲同工，都能强健卫气。

04 "三阴掌""三阳掌"，专治心慌、胸闷、心跳加快

适宜人群	心气虚的中老年人。
方　　法	①用手的正反面交替拍绿豆袋；②拍手。
功能主治	补心气，强健心经、心包经，打通三阳经、三阴经。

　　我有一个爱好武术的好朋友，最近身体一直不太好，总觉得心慌、胸闷，有时候心跳还不自觉地突然加快。他开始以为自己得了心脏病，赶紧去医院做心电图。做完心电图，医生说不发病的时候查不出来，还需再做一个24小时动态心电图（HOLTER），于是他就很不情愿地背了两天"盒子"。两天后，心电图显示正常，还是查不出病因。医生说大概是他心气虚的缘故，就给他开了些补心气的药。可是吃了这些药，他的病也没有什么明显的好

转，于是他就来问我有什么办法。

像他这种症状，西医称为"心脏的神经官能症"，一般建议用谷维素之类的药调治，可谷维素根本不治本，病情继续发展，最后会发展成心绞痛或心脏病。中医对这类病一般以通心经、补心气为主，开一些养心调血的药，虽说能缓解症状，但效果并不理想。所以，我没让他再吃药，只是告诉他：去市场买 1000 克绿豆，装到一个厚布袋子里，放在自己的桌子上，想起来的时候就拍几下，就像练铁砂掌一样。

拍的时候，记得用手的正反两面、两只手交替着拍，不用太使劲。他一听就笑了，不相信这样一个招式能治"心病"，还以为是什么歪门邪道的"偏方"呢。

这个朋友也真有意思，尽管不太相信，但还是照我说的那样一直拍了下去。一次，路过我的诊所，他就过来看我，说自己好多了，开始拍的时候，心慌、胸闷、心跳加快的次数便逐渐减少，几个月后到现在就再也没有犯过了。原来一个月要闹好几次口腔溃疡，三天才排一次大便，手老是干裂，现在这些毛病都好了。拍绿豆袋为什么能治这么多的病？他非常好奇。

我给他看了一张人体经络穴位图，并告诉他：我们手掌背部的食指、无名指和小指依次循行三条阳经：手阳明大肠经、手少阳三焦经和手太阳小肠经；手掌的拇指、中指、小指的内侧，依次循行三条阴经：手太阴肺经、手厥阴心包经和手少阴心经。因为手上的这六条经络中有三条阳经、三条阴经，所以我把拍手动作称为"三阴掌""三阳掌"。

另外，三条阳经、三条阴经上，还有一些重要的穴位，比如，手厥阴心包经的劳宫穴，手少阴心经的少府穴、少冲穴，都是治疗心慌、胸闷、心悸，甚至心绞痛的要穴。拍手活动了整个臂膀，打通了心经和心包经两大经络。心经、心包经都是生死攸关的经络，打通它们，就开启了救命延寿的灵丹妙药箱，抓住了"救命稻草"。所以说，拍手从源头上通调三阳经、三阴经，开启了人体大药的宝库。

我们小区里有一位70多岁的老人，身体特别硬朗。他说，自己每天早晨都出去拍手，才拍来了这健康的身体。这让我想到，有时候早上起来，听到小区里传来噼里啪啦的响声，循声望去，居然看到有20多个老太太站在一起拍手，这种晨练的方式也成了一道亮丽的风景。

其实，无论拍绿豆袋还是拍手，大家都不必拘泥于形式，您也可以用手掌拍大腿，但一定要用手掌的正反面交替拍，让"三阳经""三阴经"都能打通。

需要提醒的是，拍完手后，会觉得手掌热乎乎的。如果需要洗手时，一定要用热水洗，千万不要用凉水，以免凉水的寒凉之气直入骨髓。

就这样轻轻地、不经意地拍下去，日积月累，不但能调理您的经络气血，还能让您平添阳刚之气，豪气满胸。

05 "三阳脚""三阴脚"，花椒煮水泡脚，专治骨质疏松

> 适宜人群 腿脚不舒服或患骨质疏松症的中老年人。
>
> 方　法 ①用小皮锤轻轻地敲脚内侧、脚外侧；
> ②用花椒水泡脚。
>
> 功能主治 打通足三阳经、三阴经，治疗腰疼、胃痛、遗精、老寒腿等疾病。

　　我刚跟师父学功夫的时候，首先学习的是一种叫"截腿"的腿法，其中有两式分别叫"里截腿"和"外截腿"，就是用脚内侧和脚外侧去踢桩，不断刺激脚上的穴位，通调经络。脚内侧是足少阴肾经、足太阴脾经、足厥阴肝经的发源地，而脚外侧则是足太阳膀胱经、足阳明胃经、足少阳胆经的终点。所以，我把内截腿、外截腿称为"三阳脚"和"三阴脚"。

脚背上也有很多治病的要穴。例如，足太阳膀胱经的束骨穴治腰腿痛，足阳明胃经的内庭穴可治胃火引起的牙痛，足少阳胆经的侠溪穴可治口苦、胆囊炎；足少阴肾经的然谷穴治遗精肾虚；足厥阴肝经的行间穴治头痛、眩晕、肝火；足太阴脾经的太白穴治胃痛、胃腹胀。试想，有这样几十个治病的要穴都在脚背上，"三阳脚""三阴脚"自然可通阴阳，作用非凡了。

我的一位同学的父亲患上了"老寒腿"，有时候半夜里疼得睡不着觉，就爬起来找止痛药吃，可吃多了胃又受不了。我让他试试"三阳脚""三阴脚"，没事的时候踢踢腿，可以用左右脚互踢，或者踢在什么东西上都可以。但踢的时候，主要用左右脚的内外两侧踢。老人举一反三，干脆直接买了一个健身用的小皮锤敲脚背，轻轻地敲，以不痛为度，每天早晚都敲上十几分钟。

他听说用热水泡脚可以治病，就每天晚上睡觉前用热水烫烫脚。我建议他改用煮好的花椒水（或麻椒水）泡脚，再放一点儿盐。刚煮好的花椒水很烫，最好先把脚架在水盆上熏，等水稍凉后再泡。

也就一个月的时间，同学告诉我，他父亲的"老寒腿"好多了。尝到了泡脚的甜头，同学就照法给母亲泡脚、敲脚。母亲原来总是脚后跟痛，现在有半个月不那么疼了。老人高兴坏了，逢人就夸自己的儿子孝顺、有学问，能给自己治病。

小贴士

何首乌膏

🌿 配方

何首乌 200 克，蜂蜜 500 克。

🥣 用法

将何首乌加工成粉，加入蜂蜜拌匀，放到一个密闭的玻璃瓶里（最好是医用的磨口瓶，这种瓶子的密封性好），"何首乌膏"就制成了。成年人吃的话，一次两勺（平常吃饭用的小勺），一天两次就可以了；小孩子一次一勺，一天两次。

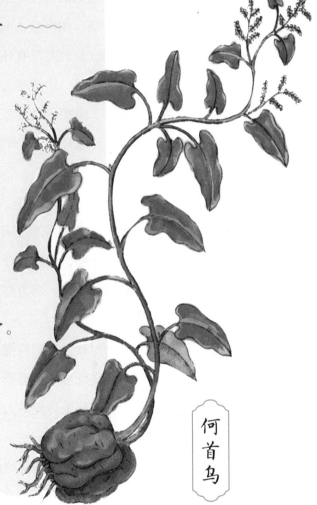

何首乌

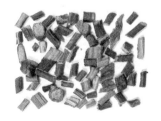

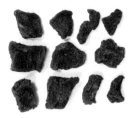

炙首乌、根、藤〔主治〕颈部淋巴结核，消肿块，疗头面风疮，治各种内外痔，止心痛，益血气，黑髭发，悦颜色。久服长筋骨，益精髓，延年不老，令人有子。也治妇人产后及带下等疾病，治腹脏一切顽疾寒气，便血，消肝火。

相比较而言，麻椒止痛的效果比花椒还要好。牙痛时，在痛处咬一颗麻椒就能迅速止痛。用麻椒水泡脚，通调经络的同时还能止痛。对中老年人来说，这就是没有任何副作用的止痛药，而且不用口服，每晚泡泡脚而已。中老年人如果有骨质疏松症，可以在敲脚、洗脚的基础上，常服我教大家自配的何首乌膏，不但可以通络止痛，还可以强肾健骨，治疗骨质疏松症。

老人的"老寒腿"治好了，不只是"三阳脚""三阴脚"的功劳，花椒也功不可没。花椒是家家都用得着的调味品，性辛、温，可以散寒、温脾胃、止痛，中医经常用它治疗肚子着凉、腹痛等。花椒还有麻醉局部的作用，药力强于麻醉师用的麻醉药普鲁卡因，是一味天然止痛药。

我在肛肠外科实习的时候，做完痔疮手术后，往往让病人用花椒水加盐坐浴伤口，这样既可防止感染，又可以快速止痛，伤口还长得很快。所以，每遇到患痔疮的人，我都会让他们用这样的方法坐浴，很快消炎，有的甚至不用手术就能治好痔疮。尤其值得一提的是，这个方法对外痔和内痔脱出，或伴有红肿热痛炎症的痔疮，效果最好。

"三阳脚""三阴脚"虽好，但还需麻椒来助其一臂之力。正所谓，麻椒虽小，"大有作为"啊。其实只要留心，处处都能找到良方，自己就能为自己开方。这或许就是求医不如求己的真义吧。

06 练罗汉托天式，用淡蜂蜜水冲服"五子润肠膏"，治便秘

适宜人群	有便秘问题的中老年人。
方　法	①每天早中晚空腹练"罗汉托天式"十几次；②服用"五子润肠膏"，用淡蜂蜜水冲服，每天早晚两次。
功能主治	调顺三焦经，治疗便秘。

最近一段时间，总有一位老人来我这里买番泻叶（中药，一种刺激性泻药）。他跟我说，自己有便秘的毛病，每天都得喝番泻叶水才能缓解。刚患便秘时，有人告诉他吃果导片就行了，他就吃了一段时间。听医生说果导片吃多了会刺激肠道，他就改喝医生建议的番泻叶水。一开始，只要几片番泻叶就可以了，可时间一长，放好多番泻叶效果也不好。另外，他每天肚子都胀得厉

害，好像有很多气排不出来，像个小鼓似的一敲嘭嘭响，还经常腹痛、心烦、睡不好觉。

便秘虽算不上大病，但却严重影响中老年人的生活质量。许多老年人苦恼地说："要不是便秘困扰，我的日子就好过多了。"为了缓解便秘，许多人动不动就吃泻药，如番泻叶等。但这类药往往"服之即下，停之又秘"，还会让人"成瘾"。

我劝老人别喝番泻叶水了，这对身体没什么好处，然后让他练习"罗汉托天式"，调理腹胀、腹痛和心烦等症状，再自制"五子润肠膏"通便。

第二天一大早，老人就兴奋地告诉我，他昨天睡前练了"罗汉托天式"，心里就不那么烦了。接着，又吃了一勺"五子润肠膏"，早上一起来就大便了。

后来，他坚持每天练习"罗汉托天式"，吃"五子润肠膏"，现在便秘好了，肚子也不胀了。他还把这两种调气通便的方法教给了小区里好多有便秘问题的老年人。

"罗汉托天式"是"少林四段功"的第一段，而"少林四段功"是一门调气养生的特殊功夫，能消除困扰我们的各种疾病和致病因素。"罗汉托天式"又名"托天提地式"，有"托天提地理三焦"之说。

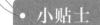

罗汉托天式

 方法

　　站立时两手交叉放在小腹处，掌心向下，想象自己正把大地抓起，然后缓缓上提。手抬到胸口的位置，手掌向外翻，掌心向上，缓缓地向上举；举到头顶的时候，头面朝天，想象把天慢慢地托起来。强调一下，提的时候吸气，托的时候呼气。

⏱ **时间**

　　每天练习15 次左右。

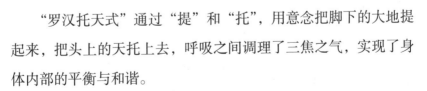

　　"罗汉托天式"通过"提"和"托"，用意念把脚下的大地提起来，把头上的天托上去，呼吸之间调理了三焦之气，实现了身体内部的平衡与和谐。

　　中医有上中下三焦调病之说，上焦心肺，中焦脾胃，下焦肝肾。"三焦"就像是一个口袋，里面装了五脏六腑。《中藏经》

说："三焦者，总领五脏六腑营卫经络，内外上下左右之气也。三焦通，则内外上下皆通也。"也就是说，只要三焦功能正常，气血畅通，五脏六腑就都通了。三焦一正常，由心肺功能失调导致的胸闷、心烦，脾胃中气不通导致的腹胀、恶心，甚至呕吐、便秘，肝肾气机堵塞导致头晕眼花、耳鸣等症状也就消失了。此功法的一托一提就像在身体里面建起了可支撑躯体的"支架"，而气就可以在身体这个天地里自由地活动，任意发挥。要做到这一点，每天早中晚空腹的时候，每次上下托十几次，就可以达到通调三焦的效果，脏腑的气机就会通顺。

下面再说说"五子润肠膏"。"五子"指头麻仁、紫苏子、松子仁、炒杏仁、炒芝麻。

火麻仁是润下药，通便的同时有滋燥的作用，可缓和"五子润肠膏"的药性而不致大便溏泄不成形；紫苏子，可以下气、宽肠，《日华子本草》中说："紫苏子主调中，益五脏，润心肺，消痰气。"简言之，紫苏子就是引气下行的"导游"，以导游的身份带气来通三焦；松子仁、炒杏仁、炒芝麻这三种药一向是润肠通便的良药，其中炒杏仁还能止咳，炒芝麻有补气血的作用。

说到炒杏仁的时候，我给大家多讲几句。现在食用的杏仁都是加工好的，这是因为生杏仁有微毒，不能吃，所以大家吃完杏就把杏核扔掉了，其实这挺可惜的。杏仁是一味很好的中药，只要我们按照以下方法略微加工一下，就可以吃了。

五子润肠膏

🌱 **配方**

炒杏仁、火麻仁、紫苏子、松子仁、炒芝麻。

🥣 **用法**

吃完杏后，用锤子把杏核砸开，取出生杏仁，然后放到沸水里稍微煮一会儿，看到杏仁皮微起皱的时候就捞出来，浸到凉水中，这样就可以脱掉杏仁皮了。因为杏仁的毒性集中在杏仁尖部和表皮，所以需要去皮去尖。充分晾干后，放在锅里用文火炒成微黄色，药用的炒杏仁就制成了。火麻仁、紫苏子和松子仁可以去药房买，杏仁和芝麻可以从超市里买回来自己加工。

取五味药的剂量各等份，一起放到捣蒜罐中，捣成很细的膏状，再放在密闭的玻璃瓶里，"五子润肠膏"就制成了。如果想省事，直接在药房买齐五味药，打成粉再加入少许蜂蜜，掺到一起就可以了。服用的时候，用勺子挖出红枣那么大一块，用一杯淡蜂蜜水送下就可以，每天早晚吃两次。便秘重的，可以一天服 3～5 次。

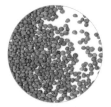

紫苏子〔主治〕主治下气，除寒温中，益五脏，补虚劳，润心肺。研成汁煮粥长期吃，能使身体强壮。

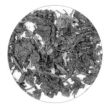 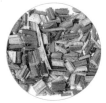

叶、梗〔主治〕下气除寒，补中益气，通畅心经，益脾胃。主治一切寒气造成的病症。消痰利肺，和血温中止痛，定喘安胎，解鱼蟹毒。治蛇犬伤。

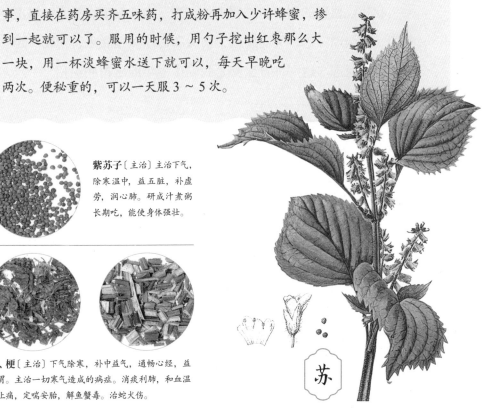

苏

过不了多久，困扰我们的便秘就会无影无踪了。

现在，市面上有很多号称根治便秘的药物。这些药可以暂时缓解便秘，因为它们里面都有主泻的成分，可以促进肠道的蠕动。但是，这些药往往一吃就泻，一吃就上瘾，长时间服用，会因刺激肠道黏膜而损伤肠壁，造成肥胖、早衰、营养不良等很多不良的后果。

"五子润肠膏"主要强调的是"润"肠道的作用，而不是通过刺激肠壁"泻"的作用，尤其适用于胃肠本就虚弱的中老年人。

我建议便秘的朋友将"罗汉托天式"和"五子润肠膏"搭配使用，既调理三焦，又润肠道，功法和食疗强强联手，便秘一定不敢再招惹您。这两种方法都是我临床多年的压箱底绝招，一旦试用，马上见效。

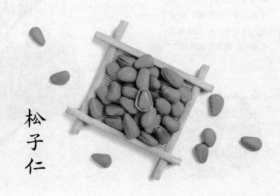

松子仁

07　抱拳撞膻中，服用川贝母粉，治疗顽固性咳嗽

适宜人群　患顽固性咳嗽、哮喘的中老年人。

方　　法　①抱拳撞膻中穴；②冲服 2 克川贝母粉，或 4 粒川贝母粉胶囊，每天早晚两次。

功能主治　治疗咳嗽、哮喘，补肺气，强宗气，防病于未然。

　　咳嗽对于年轻人不算什么事，但对中老年人来说可就要了命了，动辄就会痰多、气喘，上气不接下气的。而每次到医院里看病，医生都会给开很多抗生素。发病的次数多了，他们对抗生素就产生了耐药性，用起来就越来越不管事了。而且，抗生素的副作用还会严重损伤肝肾功能，使身体越来越虚。

　　急性的咳嗽、痰喘还好说，可一旦转成了慢性咳嗽、哮喘，

一到冬天就会加重或者反复发作。

其实，无论是什么年纪的人，什么样的咳嗽，时间一长，都很容易由急性咳嗽转成慢性咳嗽，由外感风寒或风热转成内伤。这是因为，咳嗽伤及肺气，肺气虚，就会形成顽固性的咳嗽、气短、痰多。有没有一种办法既可以强健肺气，防病于未然，又能适用于全家老小呢？

只要您双手抱拳撞膻中穴，再结合中药川贝母就可以了。

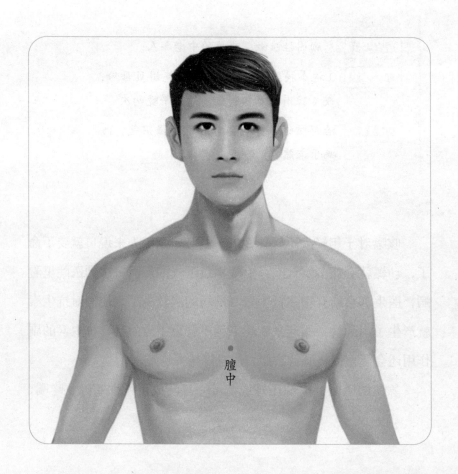

小贴士

抱拳撞膻中

方法

　　有点儿像体操中的扩胸运动，您可以坐在椅子上或者站立，用鼻子吸气，同时慢慢地展开双臂，等到臂完全展开的时候，气也就吸足了。然后再用嘴呼气，慢慢地收回双臂。收的时候一手拳、一手掌，呈抱拳状，收至胸前，气也吐尽了。最后，用握拳的手，轻轻地撞击两乳正中间的膻中穴，一个完整的循环就完成了。

时间

　　每天做5个循环。

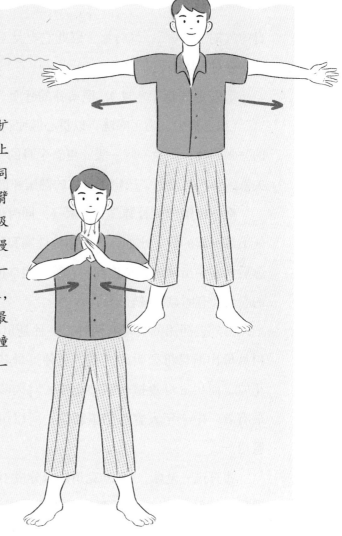

　　整个动作反复练习，就可以增加肺活量，强健宗气。

　　《靖说医》中说："膻中者，大气之所在也，大气亦谓之宗气。"宗气指聚积在胸中膻中穴（又名"上气海"）的气，它是全身内气的"头领"，气行血，因此它也是全身血脉的"统领人"，其盛衰对人体来说非常重要。

宗气走气管（息道），推动肺的呼吸。《灵枢·邪客》有言："宗气积于胸中，出于喉咙，以贯心脉而行呼吸焉。"宗气推动肺的一张一合，产生一呼一吸，更新全身的气。所以说，宗气直接关系到肺气的强弱，决定了身体的健康和谐。

抱拳撞膻中能补肺气、强宗气，同时也能治很多因肺气和宗气不足引起的病。比如，患过结核性胸腔积液和结核病的人，病愈后大多会出现胸膜粘连症状，练了抱拳撞膻中后，拍胸片复查的时候会有明显的减轻。

另外，药用的贝母有两种，一种是川贝母，一种是浙贝母。川贝母比浙贝母要贵好几倍，两种贝母各有所长，浙贝母清肺止咳，而川贝母更擅长润肺止咳，对久咳伤肺的阴虚肺热燥咳最有效。中老年人容易阴虚肺热，所以川贝母更适宜中老年人服用。

我算过一笔账，将20克川贝母分成10包或制成40粒胶囊，费用总计约30元，每天两包也就几块钱，20克能喝上半个月。比起那些价格昂贵、效果也不太大的止咳药，这笔经济账不言自明。

小贴士

～～川贝母止咳粉～～

配方

川贝母 20 克。

用法

去药房买川贝母，回家捣碎，再用筛面的小筛子筛成极细的粉。然后将细粉分成等量 10 包，每天早晚冲服两次，每次 1 包。也可以加到豆浆或牛奶里一起喝下去，但注意豆浆或牛奶不要太烫。还可以把川贝粉装到空胶囊里，20 克可以制成 40 粒胶囊，每次吃 4 粒胶囊。这个剂量是成人的常用量，孩子用的话请相应减小剂量。

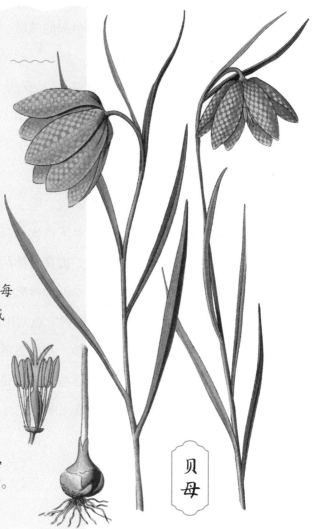

贝母

根〔主治〕伤寒烦热，疗腹中结实，心下满，消痰，润心肺。

对于夏天孩子因肺热引起的咳嗽、黄痰，川贝粉的作用远胜于同类中成药。

记得刚配制川贝粉的时候，我给一个抽烟很凶，总是咳嗽的朋友喝。喝了几天后，他说原来每天早晨起来，总要咳上一阵子，咳出几口浓浓的黄痰。现在早上不怎么咳嗽了，即便有点儿咳也不那么难受了，几乎没什么痰。

稍微一动就气喘如牛的人，除了服用川贝粉外，还可以再自配些黄芪补气胶囊服用，每天两次，每次4粒，这样既缓解了症状，又能通过黄芪补肺气，提高身体的免疫力。夏天的时候，这样调上一两个月，好多原本经常咳嗽、哮喘的人这年冬天就很少患病。即使偶尔患病，稍微再吃点儿川贝粉就好了。

通过抱拳撞胸和川贝粉，我想告诉大家，不要一有病了就想着去打针输液。本书中的这些方法都是让您不吃药、不打针治大病的养生天机，大家放心选用即可。

08 现代人十人九虚，"丁桂膏"专门补虚

适宜人群	关节疼痛，肥胖、痰饮等体虚的中老年人。
方　　法	①分别在任脉的气海穴、督脉的命门穴上贴"丁桂膏"，24小时更换一次；②专心运气；③按压命门穴和丹田穴（气海穴）。
功能主治	打通任督二脉及阴阳，排出全身毒素，身形固养、性命双修。

　　武侠小说常将打通任督二脉当成功力提升的关键，认为打通任督二脉就能将人身体的体能推至极限。据说，达到这种极限的人内力超群，百毒不入，寒暑不侵。听来很夸张，但从祛病养命的角度来说，打通任督二脉的效果的确胜于好多良药。

打个比方，任督二脉就是人体的"树干"，而十二条经络就是分支，打通了任督二脉，才能顺畅地给枝叶输送营养，"任督通则百脉皆通"，身体这棵大树才会枝繁叶茂。

有人可能就说了，武侠小说里提到打通任督二脉时，说如何之难，那现实中打通任督二脉肯定更难了。

小贴士

丁桂膏

🌿 **配方**

丁香、肉桂、凡士林。

🥣 **用法**

把这两味药加工成粉，把药粉和凡士林（红枣大小）放到硬板上，然后用医用的压舌板，像和面似地拌匀，"丁桂膏"就制成了。用的时候，如果怕药沾脏衣服，可以在"丁桂膏"上罩一层保鲜膜，再用胶布十字交叉贴到任脉的气海和督脉的命门穴上，24小时更换一次，比如每天晚上的8点，到第二天晚上8点。

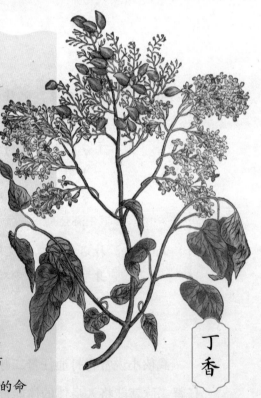

丁香

枝〔主治〕一切冷气，心腹胀满，恶心，泄泻虚滑，水谷不消。

子〔主治〕主温脾胃，止霍乱涌胀，风毒诸肿，齿疳𧏾疮。可治奶头花，止五色毒痢，疗五痔。治肾气奔豚气，阴痛腹痛，壮阳，暖腰膝。

小贴士

～ 补虚呼吸法 ～

方法

　　首先，无论坐、卧、行，先提肛，用鼻吸气，想象气从肛门处沿脊背上行至头顶百会穴。这时，可以将这个过程想象为一条蛇沿背部爬行至头顶后，再沿胸前的正中线下行至会阴。然后用嘴吐气，想象气从头顶沿眉心、鼻正中、胸部正中，"穿行"到肚脐处，最后抵达会阴部，一次完整的循环就完成了。

时间

　　每天做 5 个循环。

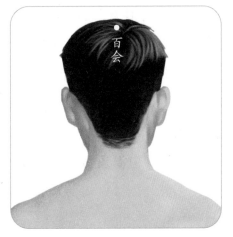

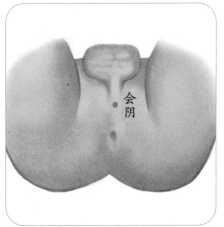

　　其实并不是那么难，只要用我配制的"丁桂膏"，加上用意行气、助气，就能打通任督二脉，使人体阴阳和谐、气血畅通。

"丁桂膏"的主要成分是丁香和肉桂。这两味药我们在卖调料的地方都能买到。

丁香和肉桂有独特的药效。丁香是丁香花的简称，味辛，散温通力强，温肾助阳，既能散体内的寒邪，通经络，又可消除体内因各种原因不通导致的凝滞。肉桂是一种温五脏六腑的药，味也很香，除可助丁香温通经脉、祛走寒气、止痛之外，还能补命门火衰、助阳气升发。所以说，用这两味药都是为了取其温散升发之性，贴敷在任督二脉上助气通脉，让体内的毒气从任督二脉蒸发掉，从而排毒祛邪，调理全身之气血。

贴上"丁桂膏"后，接下来，我们就要专心运气了。

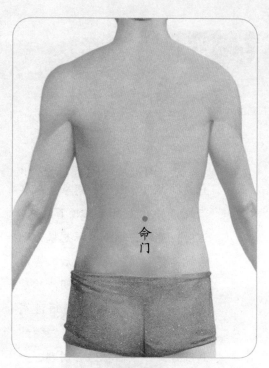

命门

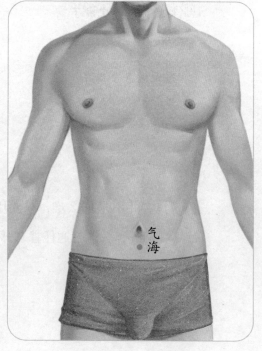

气海

这么一次循环，整个过程也只花费两三分钟。虽然时间很短，气还是在二脉的"快车道"中穿行了一遍，"清理"了它们途经的区域，排出全身毒素，打通了阴阳。

我家到门诊步行需要一刻钟，每天早晨去上班的路上，我会像上面那样练习好多次。刚开始练的时候，气老是"走"不下去，我就每吸一口气，用手敲一下后背命门穴；每呼一口气，就用手指点一下肚脐下的丹田穴（气海穴），再专注地想想这两个穴位。练多了，久而久之就成了条件反射。

说到排毒，大家不要以为多喝点儿水，发发汗，吃点儿泻火的药就可以排出毒素，赶走热毒引起的疮疡，寒毒引发的关节疼痛，湿毒引起的肥胖、痰饮等病症。其实不然，这些做法一来见效慢，二来不能形成良性循环，所以也不太好坚持下去。而用"丁桂膏"打通任督二脉，再以意行气，能够打通五脏六腑、四肢百骸，可谓"天下第一排毒法"。

任督二脉是气之根本，所谓打通任督二脉，其实是回归根本，帮我们最终达到身形固养、性命双修的境界。当然，方法再好，知道了不去做，不去练，也不过是一把钝刀。能够为自己所用的方法，才是一把祛病除邪的利剑。

09 走"八卦泥步"，专调眩晕症、肝火大、胃口不好

适宜人群	经常眩晕的中老年人。
方　　法	①走八卦泥步，每天早晚各练习10分钟；②按压涌泉穴。
功能主治	调顺气机，提神醒脑，补肝、肾，健脾。

50多岁的老王因为总是头晕，就来找我给他看看。他说，病轻的时候，眼睛闭一会儿就好多了，可病重的时候闭眼根本不管事，哪怕站一会儿，都像站在剧烈颠簸的小船上，怎么都站不稳当，左倒右歪的，还恶心、出虚汗。这种情况持续了好几个月，最开始，他以为自己可能患上高血压了，可一量血压正常，再拍脑CT、颈椎X光片，结果显示脑和颈椎也没什么问题。

　　一听他说完，我就下了诊断，他患了眩晕症，也就是俗称的"头晕"。这说明，他五脏之中的三脏：肝、脾、肾肯定出问题了，眩晕症只不过是它们的"晴雨表"。看看是否同时有以下症状，就可以确定具体哪个脏器出问题了。

　　如果您最近肝火大，老发脾气，这说明您的肝出问题了。

　　如果您这几天胃口不好，看到什么都不想吃，这说明您的脾出问题了。

　　如果这几天您肾亏，肾精气不足，说明肾出问题了。肾主骨生髓，脑为髓海，大脑的营养都是由肾精提供的。肾精不够，大脑的补给供应不上，人肯定会头晕。

　　不同的诱因，具体治疗方法不一样。第一种可以贴"天水膏"，第二种可以用陈皮调节脾气，第三种可以吃"首乌固精膏"。这里，我再介绍一种通治方：八卦泥步。

　　"八卦泥步"是我根据八卦掌体悟出来的养生秘诀。众所周知，八卦掌非常有名，练到一定火候的时候，看起来步法潇洒飘逸，实则沉稳刚健，如行云流水，变化多端，意断而神相连。而八卦掌之所以这么出神入化，多亏了足底的涌泉穴。

　　先说一下涌泉穴的准确位置，它在足底前 1/3 与后 2/3 的交界处。平常我们走路的时候，五个脚趾是不会往里收的，但如果刚下过雨，地面又湿又滑，我们走路时就会特别小心，五个脚趾张开，拼命地抓地，害怕一不小心摔倒在地。抓地的时候，脚心里凹陷的部位就是涌泉穴。想象一下，脚趾抓地的时候，您的重心就会落在整个脚心上，而脚心处就是涌泉穴。所以，这个动作就是在刺激涌泉穴。

小贴士

八卦泥步

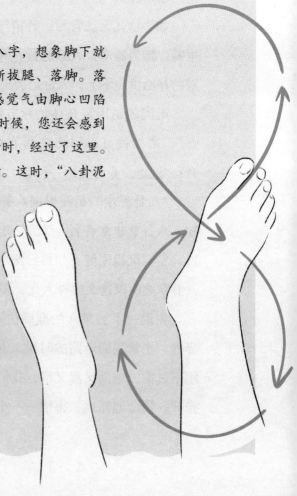

💗 **方法**

    首先用双脚来回在地上画八字，想象脚下就是泥，您在泥里费劲地走，不断拔腿、落脚。落脚时，每走一步就五趾抓地，感觉气由脚心凹陷处——涌泉穴沿下肢向上行。这时候，您还会感到膝关节处一紧，这说明气往上行时，经过了这里。然后舌顶上腭，继续引气血上行。这时，"八卦泥步"将气已引到了头顶上，人很有精神，气势如气吞山河一般。不过，气行至头顶的时候，要用手去按揉头顶的百会穴，这样气就不会从百会穴（治疗头晕的要穴）泻出，也就不会引起头晕。

⏰ **时间**

    每天早晚各练10分钟。

平常的时候，我们该怎么刺激涌泉穴呢？走"八卦泥步"吧。

试想一下，气从涌泉穴一路上行，然后抵达百会穴，沿途打通了五脏六腑各处，身体内部哪里不通就通哪里，您哪里还会再头晕呢？此外，因气不通畅引起的其他病，也顺便治好了。

我教会老王练"八卦泥步"后，他每天早晚都抽 10 分钟，专心画八字，然后想象自己在"泥"里，练习得很认真。

几天后，老王对我说，他开始练的时候还没觉得有什么，可慢慢地就找到了感觉。走到脚心有些热的时候，感觉气有点儿往上冲，这时他赶紧舌顶上腭，然后再用手按揉几下百会穴，头就感觉好多了，不那么晕了。

"八卦泥步"是打通全身气机最有效、最简单的方式，不失为一种很好的强体祛病功法。对大多数人来说，其实不必拜良师、苦练功，就可齐享类似"八卦泥步"的武学养生天机。

10 吊嗓子，服用黄芪补气胶囊，专门治疗脱肛、腮部肿胀、牙龈红肿

适宜人群	脾胃气虚或有脱症的人群。
方　　法	①从丹田发声，吊嗓子，发"啊"声；②收缩肛门，提肛；③服用黄芪补气胶囊，每次5粒，每天3次；④在长强穴上贴用凡士林调好的升麻膏，睡前贴。
功能主治	治疗气虚脱肛、腮部肿胀、烦躁口渴、口气臭秽、牙龈红肿，或因胃火导致的出脓渗血、牙龈剧痛症状。

一次，我去听京剧名家李鸣岩的《四郎探母》。演出中，老艺术家李鸣岩一开唱，台下就掌声迭起，叫好声不断。这位80多岁的老人中气十足，嗓音清亮，真令人赞叹。老人唱毕，微

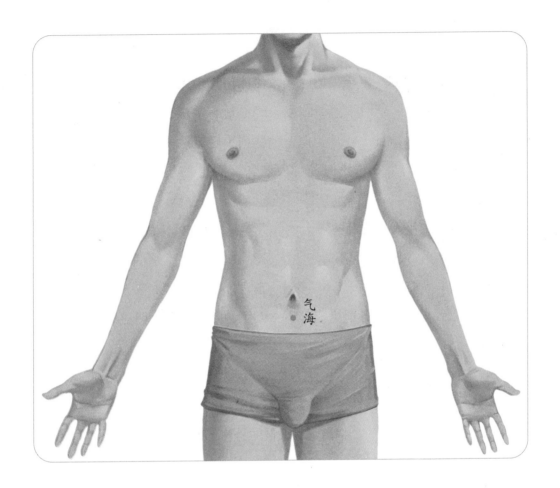

笑着送给大家一句话："想长寿，唱京戏"。这句话在我的脑海中挥之不去，我一直琢磨为什么说唱京剧就能长寿呢？后来，我发现唱京剧的人之所以会长寿，这跟武林名拳——形意拳有一定的关联。

京剧的发声源自丹田穴，丹田穴是人体的"气海"，有补气养气的功用。而形意拳发力同样出自丹田穴，"内练一口气，外练筋骨皮"，所以出拳才有那么大的威力。

形意拳练到一定火候的时候，便能伤人于无形。正如动作电影中的镜头：武林高手看似漫不经心地一掌打在石头上，石头看上去并没有什么变化，但走上前用手轻轻地一碰，石头立刻四分五裂。那么，我们普通人该怎么用这个方法来养生祛病呢？

一个中年人找我看病，40岁的人看起来有60多岁，弯腰塌背的，坐也不敢坐，说不方便，一问才知道他患了直肠脱垂。他说自己最害怕去厕所大解，每次直肠都要脱出来，很是痛苦。这个病导致他身体的各项机能都不正常了，几年下来，明显老了许多。

医院让他马上做手术，他不敢去，因为听说手术的成功率还不到40%。去看中医，中医诊断为脾胃气虚，气虚下陷所致，就让他补脾，开了一些补脾汤剂。大量的补脾汤剂灌下去，却没什么明显的效果。

等他说完，我看了看他的舌头，发现他的舌体淡白胖大，边缘有很深的齿痕，舌苔还很厚。他说，舌苔厚这种情况已经有很长时间了，每天早上刷牙都会刷掉厚厚的一层。我告诉他，这是脾胃气虚的表现，以前中医的诊断没错。

脾主升清、降浊，掌管消化，脾胃气虚，湿浊之气影响了脾胃的正常功能，使脾胃没有力气消化吃进去的食物和水分，这时看舌苔，舌体淡白、胖大、苔厚，还伴有舌体边缘有齿痕。所以他吃得本来就少，还不消化，反而腹胀、腹泻，越来越瘦。他听后连连点头。

说到这里，我问他："您听过京剧吗？"他回答："上学时学过美声，吊过嗓子。"

我说："那您肯定知道吊嗓子时要力发丹田吧，不用吃药了，回家练声去吧！每发一声'啊'，配合一次提肛运动（收缩肛门），您的症状很快就能减轻了。"

为什么丹田发声配合提肛运动，能治脱肛呢？

这是因为，中医认为，脱肛是因为气虚，丹田是人体的"气海"，丹田发声能调动人体的元气，元气足就不会有脱肛之类的疾病了。提肛运动可以使肛门周围的肌肉更有弹性，而直肠下垂的原因之一就是肛门周围的肌肉松弛，所以提肛运动治疗直肠下垂既对症又到位。另外，提肛运动还可以促进肛门周围的血液循环，让他免受痔疮之苦。

此外，我还推荐他吃用蜜炙黄芪粉做的"黄芪补气胶囊"。

然后在长强穴（尾骨尖下 0.5 寸，尾骨尖与肛门的中点）上贴以医用凡士林调好的升麻膏。

如果怕沾到衣服上，可以用保鲜膜包住药膏，这样不仅干净，还能增强药物的渗透性，提高疗效。我让他回家坚持用这几个方法，试一个月看看。

一晃几个月过去了。一次，我去银行办业务，恰巧遇见他。

● 小贴士

黄芪补气胶囊

🌿 **配方**

蜜炙黄芪。

🥣 **用法**

将蜜炙黄芪加工成粉，装到空的胶囊里。每天3次，每次5粒。

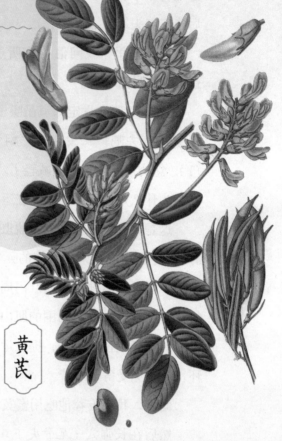

茎、叶〔主治〕疗渴及痉挛，痈肿疽疮。

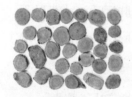

炙黄芪根〔主治〕补肺气，泻肺火心火，益胃气，去肌热及诸经痛。

黄芪

他的腰直了，气色也很不错。我看了看他的舌苔，薄薄的一层白苔，这说明他脾胃的中气充足，他的病确实好了。

不过，生黄芪本身就能补气升阳，为什么非要用蜜炙黄芪呢？原因是蜜炙能增强黄芪的功能，使疗效加倍。药房里就有现成的蜜炙黄芪，和生黄芪的价钱差不多。

再来说说升麻。升麻大多产自东北，为植物升麻的根茎。

药房里的升麻都是切好晒干的，呈片状，所以很容易被加工成极细的粉末。

那为什么还要用凡士林调升麻呢？凡士林呈油状，浸润药物后，药物疗效能发挥得更充分。同样，凡士林油脂会充分浸润到升麻中，大大增强升麻的疗效。升麻味辛，可带药入经，敷在长强穴上，能使阳气大增，疗效自然会更好。

医用的凡士林无毒无副作用，外科医生对伤口引流时，经常会用到凡士林纱条。另外，我们平时买的外擦膏剂大多是用凡士林调制而成的。

为了充分发挥升麻的疗效，我们可以每天早上用凡士林将升麻调成膏，像一颗红枣那么大，放到密闭的玻璃容器中，在阴凉干燥处放置几小时。升麻归阳明胃经，特别擅长清阳明热毒，所以可以贴在足阳明胃经的下关穴或颊车穴上，治疗因热毒、火气引起的腮部肿胀、烦躁口渴、口气臭秽、牙龈红肿，或因胃火导致的出脓渗血、牙龈剧痛等症。

"养生之道，取其自然。"简单的一声"啊"，辅以黄芪和升麻可以调治这么多的病，真可谓"何处药香不医人"。京剧名家李鸣岩老人能有如此健康的体魄，中气十足，想必他的体会最深：原来长寿如此简单！

11 常练"八式保命操"，身体康健，养命延寿

适宜人群	中老年人。
方　法	振阳法、洗手法、伸臂法、松腰法、抽肋法、虎视法、取嗝法、开胯法。
功能主治	锻炼全身，打通全身经络，养命延寿。

《史记·老子列传》记载："盖老子百有六十余岁，或言二百余岁，以其修道而养寿也。"他养寿的方法，就是流传至今的"八式保命操"。

第一式 振阳法：给身体三重保卫

振阳法主要通过取咳的方法进行，当然不是随意地咳嗽一声。

① 闭上双眼；

② 用掌心及掌根处抵住下巴，虎口向外；

③ 用力托下巴，依次向上托、向左托、向右托、向前托、向后托；

④ 做完上述动作，睁开双眼；

⑤ 叩齿，也就是上下牙相碰，并发出轻微的声响；

⑥ 叩齿的同时，四指并拢，用手掌的前半部分沿从左向右、从右向左的方向擦眼睛；

⑦ 将手掌放在头顶上，掌心使劲，轻轻地向下压头，做 5～6 次；

⑧ 双手抓住耳朵，向外拔耳；

⑨ 左右手张开，用手指梳头。

　　总结一下，振阳法总共有 6 个动作：托下巴、叩齿、擦眼、压头、拔耳、梳头，它们的功效各有千秋。闭目、擦眼能保养五脏的阳气，托下巴振奋胃经阳气，叩齿养肾，压头拔伸督脉、膀胱经，拔耳、梳头刺激胆经。这 6 个动作连贯起来，就能保养先天，振奋我们的元气。做完以后，您会不自觉地咳嗽出来，就算没有咳出来也会感觉到嗓子眼发痒，这是我们的阳气生发出来的表现。努力咳出来，就能振奋全身元气。

　　振阳法这 6 个动作一定要连续做，可以反复多练几次。最好在每天早晨或上午 12 点以前练习，因为早晨和上午是元气上升的时候，这时振动元气才有助于元气的升腾。

振阳法是"八式保命操"的基础大法，做下列七式前一定要先练习。至于下面的七式，酌情选用，随时练习即可。

第二式 洗手法：关节病人的福音

像平常洗手一样动手，注意要活动到手腕。

怎么洗手？

洗手法是现代人的福音，因为它能活动手上的 6 条经脉，保持手部经脉通畅。手上经脉通畅，就不会有各种毒素堆积，各种风湿或类风湿性关节炎引起的手指关节肿大、疼痛，手部的各种问题就能不药而愈了。

第三式 伸臂法：修炼上身的要招

① 双手十指交叉，然后用两手的掌心按一下胸部；

② 再翻转手掌，掌心向外；

③ 紧接着，双臂向前方、上方、下方、左侧、右侧使劲伸直，做十几次就可以了。

伸臂法向前、向上拉伸了心经、心包经，做完后，人的精神会马上振奋起来。左右拉伸的时候，牵拉手三阳经，它们的循行经过肩肘部，牵拉就可以活动肩肘部的气血，所以能防治肘关节疼痛及肩周炎。

第四式　松腰法：腰部使用指南

① 站立，双脚并拢；

② 双手交叉后，抱住小腿；

③ 同时头尽可能地靠近双腿；

④ 保持腰部不动，头向左侧，再向右侧扭，各扭 10 次。

腰为"肾之府"，活动腰是保肾的大法。松腰法还能活动腰部的督脉和膀胱经，能预防和缓解腰肌劳损和腰部的韧带炎，对椎间盘突出引起的腰背疼痛有显著的疗效。

第五式　抽肋法：补肾减肥好方法

① 坐在椅子上；

② 两手十字交叉，放在头后面，双手抱头；

③ 抱着头向下俯身，头快贴到大腿上；

④ 向左右方向扭头，感觉两肋之间的肌肉被拉紧了。

胆经、脾经和带脉都经过腰肋部，所以抽肋法能振奋这三条经。经络所过，主治所及，抽肋法就能治疗一切胁肋部的疾病。消除各种肋间疼痛、胁肋胀闷，减去腰部的赘肉都要使用抽肋法。

第六式 虎视法：视力保护式

① 蹲立；

② 双手手掌按在膝盖上；

③ 向左右方向扭头、扭腰。

做这个动作会感觉颈项部肌肉被牵伸，眼球有发胀感。颈部有督脉、膀胱经、小肠经、胆经多条经脉经过，牵伸颈部，就能保证这些经络畅通，自然就不会有各种颈椎疾病了。肝开窍于目，眼球发胀，表示肝经气血已经被调动了，这对治疗青少年近视、中老年眼睛早花等眼疾都有很好的疗效。

第七式 取嗝法：排积气

① 站立；

② 双手十字交叉，放在后脑勺处，抱头；

③ 身体尽可能地向后仰，再挺直。

3 个步骤做完，就是一次完整的"取嗝"动作。连续做 10 次，就会有嗝打出。

"取嗝法"主要运动腹部肌肉，而胃经和脾经都经过腹部，所以这个动作就能刺激胃经和脾经，每天积攒的浊气就会通过打嗝的方式排出。浊气"排"出去了，我们就吃嘛嘛香了。

第八式 开胯法：消肿祛痛没商量

① 坐在椅子上，将右脚脚踝放在左腿膝盖上方；

② 将两手放在右腿膝盖上，两手一起轻轻向下压右腿的膝盖；

③ 左右腿交替进行。注意做这式时，不宜用力过猛，不然会伤到髋关节。

向下压膝盖时，您会感觉胯部很紧张，这就能牵拉我们的胆经和阳跷脉。胆经主筋，阳跷脉主运动，刺激这两条经脉，就能让我们能走能跑、能蹦能跳，再也不用为腰腿痛、坐骨神经痛、股骨头坏死这些病担心了。

髋关节处还有一个环跳穴，是针灸治疗腰腿疼痛的常用穴，但因为这个地方的肉比较厚，针刺也比较深，不太好掌握。而开胯法就能刺激环跳穴，治疗腰腿疼痛。

说到这里，"八式保命操"讲完了。这八式结合起来可以锻炼全身，打通全身经络。难怪有人说："凡人能依此法；日三遍者，一月后百病除，行及奔马，补益延年，能食，眼明，轻健，不复疲乏。"

就像人体自有大药一样，人体内也自有"健身房"，还是每一个人都能消费得起的"健身房"。而您就是"健身房"里唯一的教练，用各种方法，比如"八式保命操"，教最符合自己的养命延寿经。

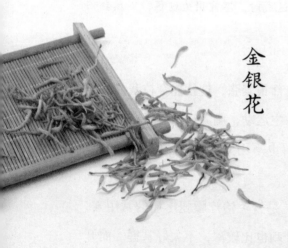

金银花

12

心慌气短，喘气急，
气老是不够用似的，
吃黄芪补气胶囊

适宜人群　四肢酸软无力，腿沉，心慌气短，喘气急，气老是不够用似的。

方　　法　吃黄芪补气胶囊。

功能主治　补气。

黄芪补气温和、无副作用，所以它是可以常服的安全药、放心药，是中老年人的"守护神"，任何时候都可以放心服用，还不会上火。

有一次，和一个病人聊天，他说自己老是觉得气虚，四肢酸软无力，腿沉，犯困，一点儿都打不起精神，有时候还觉得心慌气短，喘气急，气老是不够用似的。他说的一点儿也不错，这些确实都是气虚的症状。

他说自己吃过一些补气的中成药，可吃了总是爱上火，尤其是夏天和秋天，而且这些补药都很贵，他每次都舍不得买太多。他问我，有没有一种补气却不上火，还便宜的中成药？

其实像他这样的病人，我碰到过很多，一般我都让他们自制黄芪补气胶囊吃。

黄芪和人参一样都是补气的，但比人参便宜得多，而且很容易买到。黄芪性甘，微温，归脾、肺经。它可以治疗因脾虚导致的脱肛、内脏下垂、尿少、浮肿等症状，以及肺气虚导致的长年咳嗽哮喘，老是上气不接下气，爱犯困等。其实，黄芪的主要功能就是强卫气，卫气强了，上述这些症状，包括前文提到的自汗的症状就都不治而愈了。

药用的黄芪有两种，一种是生黄芪，善补气虚；一种是蜜炙黄芪，善健脾气、升阳气。大家可以根据自己的情况，自行选用。

上面这位病人吃的是生黄芪，他说吃了一个月以后，就有了很明显的改善。原来一天工作下来都腰酸背痛的，手脚一点儿劲都没有，也很没精神，可现在每天收工的时候伸个懒腰立马就精神了。现在他不但自己吃，还介绍给身边的朋友一起吃。

黄芪还可以调理亚健康，亚健康首先伤到的就是气，黄芪通过补气调理亚健康。因为黄芪补气时温和、无副作用，所以它是可以常服的安全药、放心药，是中老年人的"守护神"，任何时候都可以放心服用，还不会上火。

要服用黄芪，最好的办法是做成黄芪补气胶囊。

方法很简单，就是把黄芪加工成粉，再装到空胶囊里；价钱也不贵，花上 10 来块钱，就能做成 100 粒黄芪胶囊。

当然，我们不但要价廉还得讲质量，抓黄芪时要辨别成色好坏。黄芪为豆科草本植物黄芪或膜荚黄芪的根，是产自内蒙古和黑龙江等地的地道药材。而我们在药房里看到的黄芪都是切好的片状。现在有好多不法药商以假充真，牟取暴利，拿形状和黄芪差不多的棉花根充当黄芪。棉花根和黄芪根样子很像，切成片后更难辨别。所以，买黄芪的时候，一定要记着先拿一片尝尝。真黄芪味有点儿甜，而棉花根则是苦的。您不妨也做一次神农，为健康尝一尝黄芪吧。

如果双管齐下，踮脚尖强健卫气的同时服用黄芪补气胶囊，效果更佳。踮脚跟坠体能锻炼全身的皮肤和肌肉，让松弛的皮肤变紧绷，紧张疲劳的肌肤得到纾解，同时还能强健卫气。加上黄芪补气胶囊的辅助，我们面对疾病就可以打有准备之仗，虽不能刀枪不入，但不会再恐惧担心了。

13

动脉粥样硬化、血脂稠、脑血栓，每天吃丹参山楂粉

适宜人群	有心脑血管病的人。
方　　法	吃丹参山楂粉。
功能主治	行血活血，补气益气。

对中老年人来说，丹参行血活血的同时，还可以益气、补气，这是它不同于其他中药的地方。而山楂酸涩之性可以健脾胃，助消化，其消食导滞之功还可以行气化瘀，所以和丹参结合防治心脑血管疾病，真是珠联璧合，相得益彰。

中老年人每年都要体检，大多数人体检后发现自己出现了动脉粥样硬化或血脂稠的毛病，这些因素往往会导致心脑供

血不正常。为什么这些年心脏病、脑血管病的发病率如此之高呢？就是前面这些因素造成的，它们是心脑血管疾病的"开路先锋"。

说到这里有人会说，我检查身体时也有这种情况，不过家里备有阿司匹林肠溶片，它可以帮我解决这些问题。

虽然阿司匹林肠溶片确实有用，但它对胃的刺激很大，因此必须在医生的指导下服用。我周围很多病友，就有因为吃阿司匹林肠溶片而引发胃出血的例子。所以，阿司匹林肠溶片既不能作为家庭常备药，也不能当成保健药服用。如果滥服这种药，就会导致像胃出血这样的出血性疾病。那么，患心脑血管疾病的中老年朋友该怎么办呢？

中医认为，心脑血管疾病是气无力推动，而使血滞于脉中所致。人到中老年，气虚那是一定的，血瘀也是必然的，所以很容易患上心脑血管疾病。在此，我向您推荐一种预防和治疗心脑血管疾病的家庭常备药——丹参山楂粉。

一说到丹参，好多心脑血管疾病患者都知道，这是一味活血化瘀、疏通血管的药。的确，丹参在临床上的应用非常广泛。比如，有人说，我得脑血栓的时候输液就用过丹参注射液；也有人说，我患心脏病的时候经常服用丹参滴丸等。

丹参可以久服，味苦能泄。"泄"意为"下行为顺"，丹参能引血下行，但不会像当归等其他活血药一样，会引血上行到大脑，从而血冲头，引发脑出血。服用丹参，气机向下走，跟水向低处流动一样，气机顺畅，肠胃就通畅，所以有"肠鸣幽幽如走水"之说。

对中老年人来说，丹参行血活血的同时，还可以益气、补气，这是它不同于其他中药的地方。一用丹参，就"能入心包络破瘀，已尽其功效矣，以见病无不除，皆由其瘀去。"

既然丹参有这么大的威力，为什么还要在丹参里加入山楂呢？这是因为，山楂有降血压、降血脂的作用，可以辅助丹参"化瘀血而不伤新血，开郁气而不伤正气"。也就是说，山楂酸涩之性可以健脾胃，助消化，而且其消食导滞之功还可以行气化瘀，所以和丹参结合防治心脑血管疾病，真是珠联璧合，相得益彰。

市面上也有加工和浓缩后的丹参制剂，不过我不主张服用。一来，经过炮制和高温浓缩后，丹参制剂的药效远不如直接加工而成的粉剂，后者冲服时不失中药的性味，直入经络，尽显药效；二来，自己加工的粉剂更廉价。

该怎么服用"丹参山楂粉"呢？

丹参山楂粉

🌿 **配方**

丹参 100 克，山楂 100 克。

🥄 **用法**

将丹参、山楂加工成粉，分成 10 份，用 40 度左右的温开水冲服，每天冲服 1 份。

山楂

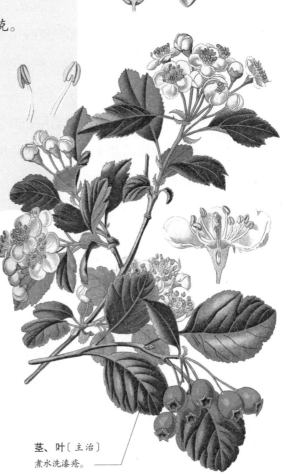

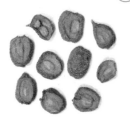

实〔主治〕止水痢。治疮痒。洗漆疮，多愈。治腰痛。能消积食，补脾，治小肠疝气，发小儿疮疹。治妇人产后枕痛，恶露不尽。
核〔主治〕吞下，化食磨积，治睾丸肿硬、坠胀麻木和妇女小腹肿大。

茎、叶〔主治〕煮水洗漆疮。

中老年人体检的时候，已经查出血脂稠的，不管中度还是轻度，或是伴有动脉粥样硬化，都可以按上面的用量放心地服用，时间长了就会有良好的治疗效果。如果体检的时候没有查出这些病，或者您的身体只存在潜在的威胁，比如有这种病的家族史，或身形较胖的中老年人，那只要服用上面一半的量就可以有效预防心脑血管疾病了。不管哪一种，丹参山楂粉可以吃很长时间，两个月或半年都行。

丹参山楂粉对众多的中老年心血管疾病患者来说，是一个福音。这也是我遍阅经典，后经多年临床经验证实确实有效的一个良方。真是实践出真知哪！

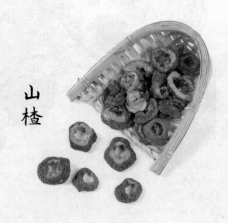

山楂

14 酒精肝、脂肪肝，吃绿豆板蓝根粉

适宜人群	患有脂肪肝、酒精肝的人。
方　　法	吃绿豆板蓝根排毒粉。
功能主治	排毒，疏肝气。

绿豆和板蓝根结合，一个解百毒，一个深入肝经解毒，真是一对"排毒黄金搭档"。很多人喝后，第二年单位体检，中度的脂肪肝就转成了轻度的，轻度的则变正常了。

最近这些年，患脂肪肝和酒精肝的人越来越多了。一个病人说，他们单位体检的时候，竟有 50% 的男同事患了脂肪肝，有的还患有不同程度的酒精肝。不单是男性，一些身体发福的女性朋友也患上了脂肪肝。

这些朋友去医院就诊，医生往往会开一大堆护肝片之类的保

肝药，并嘱咐说，以后不准吃肉，不许喝酒，要以素食为主。这些朋友就发愁了：吃药倒没啥，关键是如何管住这张嘴？所以，他们往往问我，有没有一种药或食品，既专治酒精肝、脂肪肝，又不需要忌口呢？

还真有这样的药，与其说是药，不如说是纯绿色的食品："排毒黄金搭档"——绿豆与板蓝根粉。

绿豆我们常吃，不过从中医看，它可是一味中药宝贝，既可以补气，调和胃肠和五脏六腑，还可以提神、美容、解渴。最令人叫绝的是，它还能解一切药毒。所以，夏天吃药的时候，医生往往会提醒说，不要和绿豆汤一起服用，因为绿豆汤有解药的功效。对此，《本草纲目》记载说："绿豆，补益元气，调和五脏，安精神，行十二经脉，去浮风，润皮肤，止消渴，利肿胀，解一切草药、牛马、金石诸毒。"

大家都知道，肝脏是身体内部一个专门解毒的大工厂，酒和药都是通过肝脏来消化和解毒的。绿豆能为肝脏"打下手"，帮肝脏解毒，最终把您体内的毒完全清理干净。换言之，排毒原本只是肝脏的活，现在多了一个"帮手"一起干，那肝肯定轻松无忧了。

有朋友就问了，那为什么还要加板蓝根呢？

板蓝根也是帮肝脏解毒的良药。《本草便读》说："板蓝根性苦、寒、无毒，能入肝胃血分，清热，解毒，辟疫，杀虫。"它也是味寒凉的药，药性可以通过胃吸收后深入血液，透达肝经，深入肝经解毒。另外，它还可以辟除像传染病这样的疫气，治疗虫积。比如春天多发温病的时候，人们防患未然，就会煮板蓝根水喝。所以，治疗肝病的中成药里都有板蓝根的影子。

脂肪肝和酒精肝产生的根本原因是肝气不疏或肝气瘀滞，绿豆、板蓝根排毒的同时也可以疏肝气，因此是治疗脂肪肝和酒精肝的最佳配方。而它们俩，一个解百毒，一个深入肝经解毒，真算得上一对"排毒黄金搭档"。

> **● 小贴士**
>
> ### 绿豆板蓝根排毒粉
>
> **配方**
>
> 绿豆、板蓝根。
>
> **用法**
>
> 服用时，绿豆粉、板蓝根粉各一小勺，掺到一起，用40多度的温水冲服，每天早晚各一次。
>
> 蓝叶汁　也称蓼蓝。〔主治〕杀百药毒。解狼毒、射罔毒。汁涂五心，止烦闷，疗蜂螫毒，斑蝥、芫青、朱砂、砒石毒。
>
> 蓝

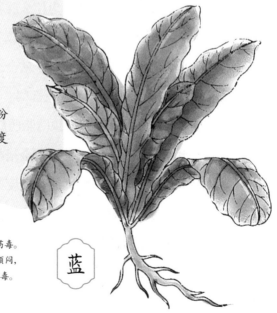

虽然有些超市或粮油店有绿豆粉卖，但大多不纯。我就买过那样的绿豆粉，和自己加工的绿豆粉冲出来不是一个味，所以建议您自己加工。板蓝根可以在药房买到，然后直接打成粉。

《黄帝内经》倡导要"不治已病治未病"。这说的其实就是预防医学。"排毒黄金搭档"虽能治酒精肝和脂肪肝，但我们更多地应放在预防上。最好的预防方法就是体检。而有时候，不用去医院体检，我们就能确诊自己是否患上了脂肪肝或酒精肝。

很简单，如果您体重超重，那您患上脂肪肝的概率就有50%～80%；如果同时您还暴饮暴食，无肉不欢，或应酬很多，终日泡在酒肉里面，那您十有八九患上了脂肪肝或酒精肝，甚至这两种病同时都有。像这种情况，您在吃保肝药或解酒药的同时，还要每天早晚冲服一杯绿豆板蓝根粉，这样，脂肪肝和酒精肝的症状就会大大减轻。为什么胖人里，十个有七八个会得脂肪肝呢？这是因为胖人体内湿气比较重，湿气重浊易伤肝，使肝气瘀滞或不疏，得脂肪肝的概率就会大大提高。因此，我建议体形偏肥胖的中老年人每天早晚都喝一杯"排毒黄金搭档"，以疏肝气，利湿保肝，这样就能预防脂肪肝。

很多人喝了一段"排毒黄金搭档"后，第二年单位体检，中度的脂肪肝就转成了轻度的，轻度的则变正常了。酒精肝严重的人喝过后身体也有明显好转。记得一个病人还和我开玩笑说，喝了"排毒黄金搭档"以后，他的肝再也不跟他"提意见"了。

15　喝羊肉汤，
治胃病没商量

适宜人群	患有胃病的人。
方　　法	喝羊肉汤。
功能主治	调和胃气。

羊肉性温，属阳，而胃性寒，属阴，羊肉汤入胃后，可以调整胃里的阴阳平衡，从而调和胃气，暖胃养胃，治好胃病。这真是胃病患者的福音哪。

一想到厨师，大家一定会说这个厨师一定是"将军肚"，"满月脸"，全身都被厚厚的脂肪包围着。我一个朋友却正好相反，干了一年厨师，体重倒从原来的 85 千克减到了 65 千克，比吃减肥药还快。

去年，听说他胃溃疡出血住院，我去看他。他告诉我说，因为工作原因，吃饭没有规律，经常饥一顿，饱一顿，没有辣椒就吃不下去饭，每天都要喝酒。慢慢地，身体开始不舒服了，起初只是胃炎，吃点儿胃药就好一点儿，自己也觉得没什么，可食欲一天天下降，胃病也一天天加重。这次胃出血了，只好住院。

但是今年，这位朋友却奇迹般地恢复到了做厨师以前的样子，看上去好像还胖一点儿，气色也非常好。

这时候，旁听的您一定会说，这怎么可能，他一定是吃了什么灵丹妙药吧？我也纳闷，一问才知道，出院后他就下决心治胃病，酒和辣椒都不沾了。同时，他吃了治胃病和治胃酸的药，还不间断地吃了一个月中药，可效果都不是特别明显。

听一个朋友说羊汤能治胃病，他就抱着试试看的态度。喝了一个月羊汤后，他觉得胃不那么难受了，就坚持喝了下去。不管羊杂汤、羊肉汤还是羊骨头煮的汤，他每天都要喝两次，每次两大碗。然后他还坚持少吃多餐，从每天三顿饭改成四顿饭，饮食有节，再也没有为难过自己的胃。也就一年的时间，他的胃病完全好了。羊汤为什么能治好缠绵难愈的胃病呢？这要从胃说起。

食物从口入，第一关就是胃，因此胃被称为"水谷之海"。

胃喜润恶燥，比如说粥就可以滋润胃，帮助胃消化食物。而辣椒之类辛辣的东西属燥，就会伤胃阴。胃阴受伤，其实就是胃黏膜受伤，早期表现是浅表性胃炎，出现泛酸、胃灼热、食欲不振、恶心、呕吐等症状。

很多人对这些早期症状不是很上心，喝几服汤药，或吃点儿西药，好像什么都能解决了。实际上，这些药都不能从根本上解决问题，时间一长，反而会产生很大的副作用。胃痛不说，很快会发展成胃溃疡出血（胃穿孔或萎缩性胃炎——胃癌的前期病变）等病症。这时候，胃已被蹂躏到了极限，再不及时补救的话，恐怕就很难治好了。

羊汤尤其是羊杂汤、羊肚汤，之所以能治胃病，在于它本身就是一种促使胃黏膜再生的食品。

除喝羊汤外，注意和调整生活习惯也能帮忙治胃病，比如我这位朋友边喝羊汤边调整饮食。其实，大多数人得胃病都是由于不良的生活习惯所致，比如吃饭时狼吞虎咽。吃饭时要细嚼慢咽，因为唾液本来就是一种天然的"消化剂"，细嚼慢咽可以充分利用这种天然的"消化剂"，让胃舒舒服服地工作。

又如空腹喝咖啡、酒或碳酸饮料，不吃早餐，吃太烫的东西，吃剩饭或葱、蒜等刺激性很强的食物，等等，它们都会损伤胃阴，使胃黏膜受损，严重的还会引发胃癌。

胃病是一种慢性病，治疗时要"三分治，七分养"。养胃除喝羊汤外，尤其要重视生活习惯，比如《道林·养性篇》说："养性者，先饥而食，先渴而饮，食欲数而少，不欲顿而多，则难消也。"意思是说，感觉饥渴的时候就应该进食和饮水，但不能过量，否则很难消化，过食饥饱会伤胃。看来，良好的生活习惯就是最环保的灵药哪！

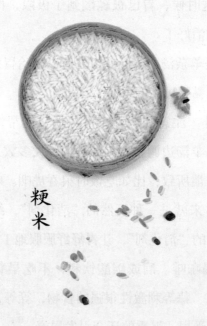

粳米

16 调治高血压，在太冲穴或涌泉穴上贴"天水膏"

适宜人群	高血压人群。
方　　法	睡前在太冲穴或涌泉穴上贴"天水膏"。
功能主治	通调肝经，疏肝理气；补足肾精，强壮先天之本——肾。

　　有一次，邻居张大哥来找我看病，说因为自己的脾气不好，才 40 多岁就患了高血压，问我有没有一种既能改改脾气又能降压的药。

　　因为他的脾气太大，肝火太盛，我就教了他一个辅助治法：在肝经的太冲穴（调节肝气的最主要穴位）上，贴自制的"天水膏"。

　　"天水膏"的主要成分是冰片（又叫龙脑），它是从龙脑香树

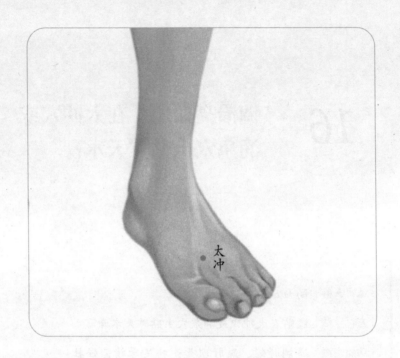

干的裂缝处，采集干燥的树脂加工而成的。《本草经疏》说："龙脑香，其香为百药之冠，气芳烈味大辛，阳中之阳，升也，散也。性善走窜开窍，无往不达，芳香之气，能辟一切邪恶，辛热之性，能散一切风湿。开窍则耳目自聪，能引火热之气自外而出，则目自明，赤痛肤翳自去。"冰片味辛凉，所以能清肝火。放置一段时间后，冰片会挥发，而它正是靠挥发香气来清肝火的。

"天水膏"的制作方法很简单。

它没有任何副作用，您可以放心贴。

半个月以后，张大哥来找我说，他刚开始贴的时候，有点儿拉肚子，可贴了几次以后就没事了。以前他的血压高到 145 毫米

小贴士

～～～ 天水膏 ～～～

配方

冰片两三克，医用凡士林。

用法

将冰片和医用凡士林混合调成膏状，"天水膏"就制好了，看上去也就蚕豆那么大。您可以每天下班的时候调好，临睡前，把"天水膏"摊在保鲜膜（或塑料袋）上，贴在脚面的太冲穴上，用胶布固定住。每晚睡前贴一次，过一段时间就能看到功效了。

汞柱的时候，就会两眼发涩，还伴有轻微的头痛、耳鸣、眩晕的症状，贴了"天水膏"以后，眼不涩了，耳鸣也好了，结果一量血压 120 毫米汞柱。他很意外，原来只是抱着"病急乱投医"的态度试试，这一下心服口服了。

我问他最近脾气怎么样，他说，脾气好多了，原来因为总发火，和孩子关系处不好，孩子总怕跟自己说话。可现在孩子跟自己亲近多了，一天不见就念叨老爸老爸的，电话打个不停。

现在很多人三四十岁就患上了高血压。不过，这种高血压大多是"假性高血压"，血压最高也不超过 160 毫米汞柱，也就 145 毫米汞柱左右，根本不需要吃降压药。可好多人一检查出高血压，就服降压药。一旦开始服就会产生依赖，再也离不开降压药了。要避免这种情况，贴"天水膏"就成了。

为什么"天水膏"有这么好的疗效呢？这要从高血压的病根说起。

中医把高血压归为头痛和眩晕的范畴，明朝著名医学家龚廷贤所著的《寿世保元》提到头痛和眩晕时，提出"下虚上实致病"之说。"下虚"指肾气虚，"上实"指肝气郁结（肝实或肝气不疏），龚廷贤认为，两者都会导致高血压。有人就说了，"我又不是医生，怎样区别自己的高血压是因为肾虚还是肝实呢？"

前面张大哥的高血压是肝实引起的，他说总是很困，睡不够，眼睛干涩，不爱睁眼的时候血压就高了。这是因为，肝开窍于目，眼睛好不好，和肝功能密切相关。当然，肝实导致的高血压表现在眼睛上只是其中一方面，还有很多其他的症状。

肝在身体里，就像控制气和血压的"阀门"。血压高，说明"阀门"开得太大，气就冲上了头，所以就有头痛、眩晕的症状。比如，怒伤肝，"怒发冲冠"的人肝这个阀门就开得大，怒气跑到头上去了，人就觉得头疼。如果同时还伴有右肋下胀痛，您就可以断定，自己的高血压是肝实引起的。

肾主一身之阳气，相当于人体的火炉，肾虚相当于火炉的柴火不够，火不旺，供给身体的能量也就不够。腰为肾之外府（府：处所），一旦肾虚，我们的腰和四肢会酸软疼痛。所以，如果您有高血压，同时还有腰及四肢酸软疼痛的症状，那就可以断定，您的高血压是肾虚所致。

两种高血压的诊治方法也不同。如果是肝实引起的高血压，就在脚面上的太冲穴贴"天水膏"，借冰片通调肝经，疏泄肝气。有气郁结的肝就像是一盆火，在太冲穴上贴"天水膏"，不是要从盆上面"浇水"灭"火"，而是"釜底抽薪"，从盆下面灭火，起到降血压，治疗头晕、头痛、耳鸣的作用。

如果是肾虚引起的高血压，"天水膏"则贴在足底的涌泉穴上。这类病人还会出现口渴、情绪烦躁等症状。因此，他们总觉得自己是上火了，就去吃牛黄解毒片之类的泻火药。殊不知，这样反而越吃症状越明显。

牛黄解毒片是清热解毒的苦寒药，吃了就会伤阳。可想而知，肾虚的人吃牛黄解毒片后会伤肾阳，加重肾阳虚，虚阳外越，火气更大，这就出现了临床上常说的"本虚标实证"，表现出来的具体症状是：手心发热、爱出汗、腰酸腿软等。

因此，这类高血压病人贴"天水膏"降压之余，应常吃些"首乌固精膏"补肾精。打个比方，我们的身体就像一汪湖水，患高血压后，湖面（身体内部）会冒出好多浮游生物（各种并发症，如耳鸣），"天水膏"先把这些浮游生物清除掉，紧接着用"首乌固精膏"补充水源，如此，湖水（生命之水）就不会枯竭。

小贴士

首乌固精膏

配方

制首乌，丹皮，山药各等份。

用法

先用水浸泡半小时，再用水煮开后小火慢煮一个小时。去渣加入适量蜂蜜，再慢火熬十五分钟，等药液浓缩黏稠即可。冷却后放冰箱冷藏食用，早晚各用十克。

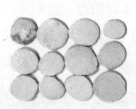

根〔主治〕伤中，补虚羸，除寒热邪气，补中，益气力，长肌肉，强阴。

山药

方中首乌填精补髓，山药健脾胃，丹皮清血分热，以防过补生热。

"天水膏"只是我们修身养性的方法而已。贴"天水膏"就是在"修"健康，这样就不易生病，有了病也会尽快痊愈。

17 治食积、结石，常用炒鸡内金

适宜人群	有肾结石、胆结石的病人，或有食积的人。
方 法	服用鸡内金。
功能主治	消食积，清理脾胃，防治肾结石、胆结石。

道家有种功法叫"辟谷"，又叫避谷，是一种一段时间内不吃五谷的养生方式。

这里，我不是要教大家辟谷，而是谈一味跟辟谷功效相似的药，它既能清除体内的结石、积滞及秽气，还能清洁胃肠，给身体"减负"。

前些天，一位朋友急性腰疼，凌晨 3 点去医院急诊，B 超显示他得了肾结石。因为结石太小，不宜做体外碎石，医生只给他开了点儿止痛消炎的药，然后叮嘱他回家后多喝水，多活动，也许肾结石就能下来了。就这样折腾到天快亮了他才回来，病还是没治好。

回来后，朋友不停地喝水，但腰还是很疼，就给我打电话问有没有什么"化石"的特效中药。我就推荐炒鸡内金给他。

小贴士

〜〜〜 鸡内金消积粉 〜〜〜

配方

炒鸡内金 20 克。

用法

把炒鸡内金放桌子上，用两张纸包着，用瓶子压上去，来回几下就压成了粉状，然后分成等量的 4 包，每次吃一包，每天 2～3 包。

晚上 6 点多的时候，朋友打电话说腰不疼了，结石也下来了。一整天，他吃了两包鸡内金粉。去解手的时候，他觉得肚子一阵刺痛，然后听到一声响，结石下来了，顿觉浑身轻松了许多。

鸡内金就是鸡体内的"化石丹"，是鸡消化食物的砂囊的内壁，杀鸡后取下鸡内金，洗净，晒干。炒鸡内金时，先把砂子放入锅内炒热，再将鸡内金放入锅中，用文火拌炒，至棕黄色或焦黄色的时候取出，去掉砂子就制成了药用的鸡内金。

鸡内金性甘、平，无毒，可化结石、健脾胃，治痞积、疳积，除积滞。正如张锡钝在《医学衷中参西录》中所说："鸡内金，鸡之脾胃也。中有瓷石、铜、铁皆能消化，其善化瘀积可知。（脾胃）居中焦以升降气化（脾胃升清降浊），若有瘀积，气化不能升降，是以致胀满，用鸡内金为脏器疗法。……无论脏腑何处有积，鸡内金皆能消之。"

我见过新鲜的鸡内金，剥开后里面有好多砂子、铜铁之类东西，这些东西在鸡的肚子里，鸡也没有生病，还能把这些东西化掉，更何况是人体内的结石和食积呢？

有肾结石的人，像我的这位朋友，吃下鸡内金后，鸡内金就成了体内的"碎石机"，能将体内的杂质或小的结石清除掉，因此能够有效地预防和治疗肾结石。

食积也就是常说的伤食，食物堆积在脾胃，消化不了，给身体带来沉重的负担。最常犯食积的是小孩，因为孩子的控制力差，看到好吃的就吃得多，这就极大地增加了脾胃的"任务量"，脾胃"干不完活"，反而被伤了，就会出现恶心、肚胀、呕吐等症状。

大人有时也一样，吃饭没有节制，吃生冷的食物、酒肉，等等，也会伤食。大多数人都有这样的体会：每年过春节的时候回家探亲，除了吃就是玩，几天下来就长了好几斤肉。有人把这种情况称为"节日伤食症"。因此，节日过后，全家老小不妨都吃两次鸡内金，既能消食积，又能清理脾胃。

鸡内金之所以能消食积，是因为它可以协助脾胃气机的升降，像胃里的"清道夫"一样将胃肠清理得干干净净，其消食作用比健胃消食片要强好几倍。服鸡内金后，您会发现排下的大便色黑臭秽，嘴里还有大量的痰液排出。这些浊液、浊便都是长期

小贴士

鸡内金消食胶囊

配方

鸡内金粉。

用法

如果孩子能吞下胶囊，一粒胶囊装 0.5 克鸡内金粉，每次一粒，每天两次，孩子的食积两天就会消掉；如果不能吃胶囊，就把鸡内金粉倒在牛奶或粥里面喝下去也可以。节假日后，连续服用两三天鸡内金粉，每天两次，就能"药到积除"。

存留在体内的积滞，排清它们就排出了体内的垃圾和毒素，自然一身轻松。

此外，最新的研究表明，鸡内金里面含有很多消化酶和氨基酸，服用后能使胃液分泌量增加。就像促进胃动力的多潘立酮（吗丁啉）一样，鸡内金也可以增加胃动力，使胃更有"劲头"地工作，从而促进消化和吸收。

小孩吃鸡内金时，如果用量不好把握，可以把鸡内金粉装入胶囊，吃胶囊。

不单节假日，每个月我们都可以吃两天鸡内金粉，让我们的肠胃时时刻刻干干净净。

另外，对于结石病人，我要提醒一句，好多病人都不爱喝水，这个习惯一定要改，多喝水可以及时冲走形成结石的杂质，避免它们在体内沉积，预防胆结石、肾结石。

最后，我送大家一句话，愿大家能通过鸡内金而食甘味美，逍遥似仙。

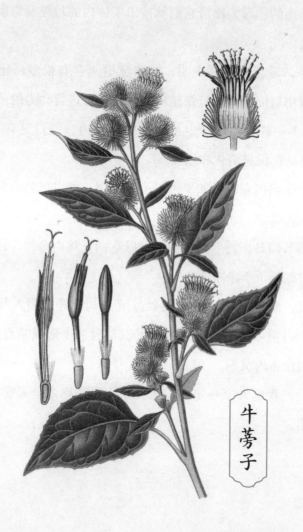

牛蒡子

第
3
章

好好补肾，
轻松解决两性问题

01 服用"首乌固精膏",性生活好

适宜人群	肾虚及高血脂人群，亚健康人群。
方　　法	服用"首乌固精膏"，每次两勺，每天两次。
功能主治	补足肾精，抗疲劳，益寿延年。

肾为先天之本，如果能调理好肾，使肾精充足，身体的根基就会非常坚实，人也就显得比同龄人年轻。

为什么肾精足，人就年轻呢？

其实，一个人从小时候长第一颗牙开始，到长大了身强体壮，虎虎生威，都是肾在起作用。那肾的能量又来自哪里呢？答案是：肾精。肾精决定着人的整个身体的生长发育，是人体生长发育的根本。孩子肾精不足，发育就会迟缓，比同龄人矮小；成人肾精不足，就会未老先衰，全身筋骨不灵活，齿摇发落，老态龙钟。

补肾我们有一味大药——何首乌。

一位四十来岁的女士找到我，说她最近早上梳头的时候，发现了很多白头发。女人都怕老，她也是，一直在苦觅保养良药。因为平常总是有气无力的，所以她一直认为自己身子骨弱，以为想年轻就得补，听别人说阿胶的效果不错，就买来煮水喝。可刚喝了两天，脸上就开始长痘痘，而且口舌生疮、心烦意乱，于是她就改吃营养早餐、喝蛋白粉什么的。可吃了一年多，也没觉得身体有什么明显的改善，钱倒花了不少。

在与她交谈中，我发现她有很重的口气。另外，她说自己每天早起都要刮舌苔，还很容易饿，可又怕长肉，所以不敢多吃。我告诉她，这些症状说明她胃火很大，加之天气干燥，所以吃阿胶就很容易上火。我让她改吃黄瓜、西红柿、猕猴桃等蔬菜或水果。然后我告诉她别再吃那些营养品了，教她自制"首乌固精膏"吃。

她按我说的吃了一个月，就惊喜地发现自己身上的变化：原来每天都掉好多头发，现在不掉了；原来头发枯黄，现在变黑了；原来老爱忘事，现在却精神百倍，工作时也更加自信了。她的变化成了同事们议论的焦点。她又服了一段时间首乌固精膏，以前略有塌陷的胸部，也重新变得坚挺了。她还羞涩地说，现在的性生活质量也提高了，老公还整天追问她每天吃的是什么"灵丹妙药"。

"首乌固精膏"的主要成分是何首乌。何首乌的药性温和，归肝、肾、心三经，不燥不腻，对肝、肾、心系统疾病有特别的功效，尤以补足肾精、抗疲劳及延缓衰老见长。《开宝本草》中说："何首乌，益精补血，黑髭发，悦颜色。"此外，何首乌还可以降血脂、抗动脉粥样硬化。也难怪"首乌固精膏"能让这位女士重新年轻。

该怎么自制"首乌固精膏"呢？我们可以直接去药房买药用的何首乌和蜂蜜，不过要看准何首乌的成色。该怎么判断其成色好坏呢？让我们先来了解一下它的制作过程。

首先，秋冬季采摘完何首乌的块根后，切成片晒干；再以黑豆汁拌匀，上锅蒸至内外均呈棕褐色，再晒干，何首乌就制成了。制好的何首乌由原来的黄白色变得黑中透亮，这样的何首乌堪称"上品"。

吃"首乌固精膏"不会像吃别的补药一样上火，所以可以放心地吃，夏天吃还可以解暑气，让人周身上下都爽快。

另外，还得叮嘱大家：要把调好的"首乌固精膏"放在冰箱里面冷存，如果放在外面，里面的水分会蒸发，膏就硬结了。每次吃的时候，用筷子从底部往上搅一搅，这样就比较均匀。

　　不单女性，每一个人都希望自己永远年轻，能更好地享受人生。不过，要想身体年轻，更多的是靠一颗年轻的心、高效的生活习惯及正确的保养方式等，盲目吃补药对身体百害无一利。

　　还有，好多家长总觉得自己的孩子长得慢，买来好多营养品给孩子吃。可是很多营养品里都含有激素，这对孩子的成长大大不利。倒不如给孩子吃一点儿"首乌固精膏"补肾精，先天之气充足了，孩子自然长得快了。

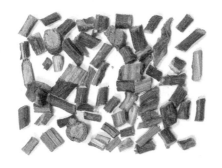

首乌藤

02 性冷淡，按会阴穴

适宜人群 40 岁以上的男性。

方　法 闭口，睁开双目，屏住呼吸，缩阴部、收小腹，稍仰后背，用左手的两个手指按住屏翳穴，然后长长地用嘴吐气，磨牙。

功能主治 调和情绪，使神、意合一；引精补脑，预防早衰，提高性生活质量。

《备急千金要方》说："人年四十以下，多有放恣，四十已上即顿觉气力一时衰退，故年至四十须识房中之术。"因为 40 岁以下的人，肾中的精气还足，精力比较旺盛，放纵情欲也不会感觉到气虚。但 40 岁以后，肾中的精气就开始衰败了。而引起肾中精气提前早衰的最主要原因就是过频的性生活，所以大家必须知道一些有关性的养生常识，不然会衰老得更快。

经常有 40 岁以上的人来找我看病，说房事之后，有的出好多的汗，有的则感觉身体特别虚弱，全身就像散了架一样，躺在那里久久缓不过劲来。第二天，工作的时候也没有精神，精力不集中，总是觉得困乏，浑身酸软无力……凡是这样的人，都有一个通病，那就是认为自己肾虚，于是就买好多补肾的药。可吃了一个月甚至更长时间，也没有什么效果，有的反而越吃越虚。这到底是为什么呢？其实，关键就在于大家对房中养生之术了解得太少的缘故。

　　道家养生而言："凡御女之道，不欲令气未感动，阳气微弱即以交合，必须先徐徐嬉戏，使神和意感良久，乃可……"由此可见，男女行房事，一旦有性欲要求的时候，不要着急去做，应先调和，比如说抚摸或说一些调情的话之类，先让自己的心情兴奋起来，这样才会使身体的阳气得以振动，神和意完全合一，再行房事，才不会伤及身体。

　　当然，单只凭这点儿房事之法是不足以让身体不衰的，更主要的是要注意精泻时的方法。道家有言："人交合之时，常以鼻多内气，口微吐气，自然益矣。欲施泻者，当闭口张目，闭气，握固两手，又缩下部及吸腹，小偃脊背，急以左手中两指抑屏翳穴，长吐气并琢齿，则精上补脑，使人长生。"

　　这是教人行房事的时候，要多用鼻吸气，口少吐气，这样才对自己的身体有益无损。

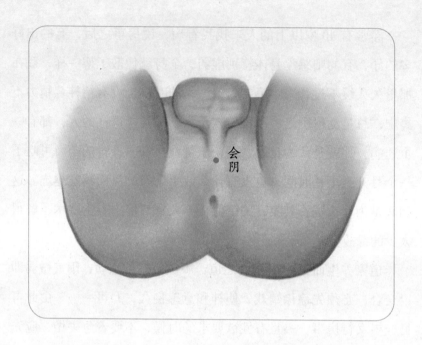

会
阴

　　泻精的时候，应当闭口，睁开双目，屏住呼吸，缩阴部，收小腹，稍偃后背，用左手的两个手指按住屏翳穴（屏翳穴在肛门和会阴的中间，也叫会阴穴），然后长长地用嘴吐气，磨牙，这样才是正确的泻精方法。

　　缩阴、收小腹、闭气，稍偃后背，可以使气上行，不会致气散，才能气与神聚；按住肛门和会阴中间的位置屏翳穴，这样不会导致精泻太过，而且泻精的时候精气还会沿督脉上行至头部，引精补脑。齿为肾之余，磨牙确切地说是在引肾精上行，达到引精补脑的效果。

其实男女的房事，没有什么不好意思的，这也是人类的正常需求。我这里提到的方法都得益于古人性养生的秘密，每次和病人谈到这方面的问题，好多人都能从中获益。同时，那些总认为自己肾很虚的人，从此再不会妄用一些补药，吃坏自己的身体。

希望我这点儿推心置腹之谈能为大家所知、所用，使您在生活中琴瑟甚笃，在工作中更加游刃有余。

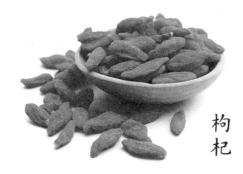

枸杞

03 有早泄的男性，
做"摇山晃海法"

适宜人群	有早泄、遗精烦恼的男性。
方　　法	①练习"摇山晃海法"；②取 10～15 克莲子熬成莲子粥，早晚喝两次。
功能主治	强肾气，固精安神，健脾止泻，治疗肾虚、早泄及遗精等病症。

　　做广告的老张来找我看病，说自己早泄、遗精，过夫妻生活的时候，每次行房三五分钟就草草了事。对此，太太很是不满，以为他在外面有了别的女人。他说，自己一天到晚都有大量的工作，只要一上班，脑子就没有停下来的时候。一天下来，累得头昏脑涨，腰酸腿软的，每晚睡觉的时候还会做很多梦，又整天担心这个工作没完成，那个项目做得不好。有时候早晨起来，还发

现自己遗精了。

　　但为了夫妻之间的生活，他买了好多壮阳药，还花高价钱买了一支人参泡在酒里，放在办公室，每天偷偷喝上几口。可喝了一段时间后，不但没有见效，反而上火了，心情也很烦躁。听完他的话，我心里就判断个八九不离十了。他的病是由于思虑劳伤引起的。压力过大，情绪过于紧张，担心这个，害怕那个，这些都是病因。恐伤肾，而肾藏精，肾虚弱就不能制精，从而引发遗精或早泄。

小贴士

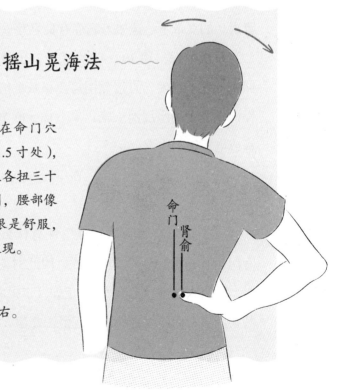

摇山晃海法

方法

　　首先，将大拇指按在命门穴上或肾俞穴上（脊柱旁 1.5 寸处），然后由左及右，由右及左各扭三十下。慢慢地，您会感觉到，腰部像有个小火炉，暖洋洋的很是舒服，这是肾阳气正在升腾的表现。

时间

　　每天练习 20 分钟左右。

我让他停用人参，每天起床后和晚睡前练习"摇山晃海式"强壮肾气，这是最基础的治疗方法，然后熬莲子粥喝。

老张回家后，告诉老婆我给他支的招，他老婆很高兴，每天都给他煮莲子粥。一段时间过后，老张说身体好多了，精神头也有了，一家人其乐融融。现在喝莲子粥都养成习惯了，如果哪一天没喝，都觉得这一天少了些什么。

莲子主要产于南方，秋季的时候采收、晒干，以备食用或药用。莲子性甘、平、涩，归脾肾心经，可补脾肾心气，治脾肾方面的疾病。因此它也可以固精、安神、清心除烦、健脾止泻，对肾虚、妇女带下、遗尿等病症有良好疗效。

每次熬粥，用10～15克莲子，也就十几颗就足够了，刚买回来的莲子很硬，直接熬粥需要很长的时间，所以用的时候，要提前把莲子用水浸泡一晚，早上加500毫升左右的水，然后用砂锅或电饭煲熬成粥。

熬好的粥是乳白色的，在里面加点儿白糖口感会更好，每天喝两次就可以了。

莲子是"涩"性的，"涩"性有什么作用呢？其实，涩性是专门用来固精的。莲子药性涩，因此对遗精和早泄有非常好的效果，让男人吃出"持久力"。正如《玉揪解药》所说："莲子甘平，甚益脾胃，而固涩之性，最宜滑泻之家，遗精便溏，极有良效。"

04 月经不调，
喝益母草膏

适宜人群	有痛经、闭经、月经不调等月经病的女性。
方　　法	①经常练习"身体回春法"；②服用自制的益母草膏，每次 10 毫升，每天两次。
功能主治	调理阴经，治疗月经病，帮助女性行血、养血。

临床上，月经病是最困扰女性的病症之一，如痛经、月经不调、闭经等。经常有痛经的女性朋友来找我看病，手按小腹处，一副痛苦不堪的样子。对于这样的病人，施以针法、艾灸一般都能暂时缓解她们的症状，但也有好多人求急，只求一针迅速见效的止痛剂。

还有好多女性朋友说，自己好几个月没来月经了；有的则是日期不正常，不是提前就是错后。她们在自行调理时，往往会注射黄体酮之类的孕激素来强行调理。用了以后虽说当月正常了，可下个月还是不正常。所以有的就接着用，最后用得自己头晕、头痛、恶心，有的甚至还出现精神抑郁、腹胀和乳房胀痛等症状。因此如果您或您的朋友有这类状况的话，建议马上停用止痛药、止痛剂或孕激素等药物。

那月经病究竟应该如何调理为好呢？

我给大家说过，女性着急生气，心情不好的时候，肝气不疏，就会产生气滞血瘀。或者寒湿侵袭身体时，也会造成血瘀，这是诱发月经病的最主要因素。最后一个引起血瘀的原因就是气血俱虚了。这样的人一眼看上去面色苍白，没精打采的，好像连说话的力气都没有。

上面提到的月经病，可以按照诱因自行调治，根本不用去看医生。比如，心情不好、肝气滞导致血瘀的人可以常练习"身体回春法"。

此外，我再教您自制一种通治月经病的药膏：益母草膏。

益母草味辛苦、凉。它善于活血（活子宫处血）化瘀，调阴经，尤其擅长助女性行血养血，是妇科常用的良药，故有"益母"之名。

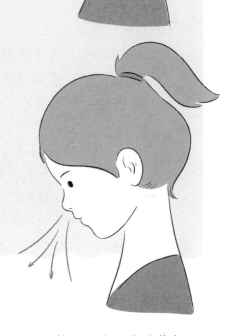

~~~~~ 身体回春法 ~~~~~

♥ 方法

　　先吸气，想象"气"像山间的一股清泉一般，从头顶向下，流经五脏六腑、四肢百骸（沉气），最后流至大海（脚）；再低头闭嘴，用鼻子将气呼出（吐气），一次循环就完成了。整个过程中，气从头顶"走"到脚上。

🕐 时间

　　每天练习 20 分钟左右。

　　益母草不单善补，还善于游走各经络，使血不会形成暗紫色的瘀块。而且它的补、行还很有分寸，也不伤新血，所以是女性调理月经病的最好中药。

　　痛经很厉害的人，还可以加水冲入 2 克的元胡粉（元胡可在药房里直接买到，加工成粉即可）；闭经和月经不调的人，可以在 300 毫升益母草膏里面加入 250 克红糖，还是照以上办法口

小贴士

益母草膏

🌿 **配方**

益母草 100 克。

🥣 **用法**

将益母草放入 1 升左右的水中，浸泡 15 分钟，然后用专门煎药的砂锅上火煎。沸腾后，用小火煎 2 分钟倒出，然后加等量的水用同样的方法再煎。煎完后，把两次煎出的药倒在一起，再用小火煎半小时，这样最后煎出的益母草膏有 300 毫升左右。每次喝的时候，只需喝 10 毫升，每天两次。

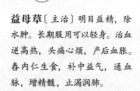

益母草〔主治〕明目益精，除水肿。长期服用可以轻身。治血逆高热，头痛心烦，产后血胀。春内仁生食，补中益气，通血脉，增精髓，止渴润肺。

服即可；如果您行经时腹痛，经血中有好多的瘀血块，那就什么也不要加，只喝益母草膏就可以了。放心，益母草膏一点儿也不苦，口感还不错。

有的朋友以为益母草只对生过孩子又血虚的妇女有用，其实不是。益母草适用于每一个受月经病困扰的女性，其效果也不是止痛剂和孕激素所能比拟的。

05 自制"清带散"，专治带下不正常

> 适宜人群　带下不正常，有妇科病的女性。
>
> 方　　法　服用自制的"清带散"，每次6克，每天2次。
>
> 功能主治　调理带下病，预防妇科病，守护女性子宫。

　　正常的女性都会分泌少量的白带，量少色清，无明显异味。不过，来找我求治的很多女性大多白带分泌过多，不是带中有血，就是量多黏稠，我们把这种带下不正常的疾病统称为"带下病"。

　　邻居李大姐前几天急匆匆来找我说，最近自己带下突然就变多了，气味非常难闻，还伴随小腹胀痛、下坠症状，总想去厕所。她不安地问我，她是不是患上什么大病了？

　　碰到这种情况，其他中医会开些止带、清热燥湿的中药，例

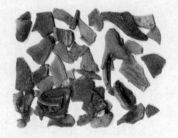

小贴士

清带散

🌿 **配方**

　　五倍子、桃仁。

🥄 **用法**

　　制作时，取炒五倍子和去皮尖炒好的桃仁（要自制炒桃仁，方法同炒杏仁）各等份，加工成粉，每次服6克，空腹服下，用少量的酒调服效果会更好。也就是说，每天两次，每次服用6克的"清带散"，半杯水里再加入一小勺白酒就可以了，这样连服3天效果就很显著。

五倍子〔主治〕收顽痰，解热毒，能除痰饮咳嗽，生津止渴，解酒毒热毒，治喉痹下血血痢诸病。

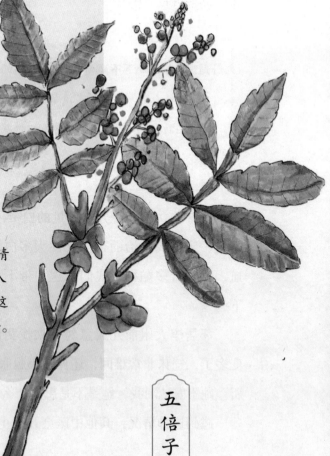

五倍子

如黄芩、黄连、黄柏之类。这样的方子效果虽说可以，但燥易伤阴，女性胞宫又是阴之所藏，更易受伤。为了找到一种更安全有效的治疗方法，我遍查典籍，终于在《寿世宝元》中发现了一个好方法："治赤白带下方，五倍子炒，桃仁去皮尖炒，各等分为末，每服两钱，空心烧酒调服。"我把它称为"清带散"，建议李大姐用用看。这不，一周后的一个上午，王大姐兴冲冲地过来找我，说效果真不错。

五倍子味涩能收敛，能敛汗，涩精；桃仁其味辛，能化瘀，一涩一敛，一辛一化，虽都不是直接治带之药，但用其味足以止带。

从临床上看，子宫颈炎、阴道炎、盆腔炎及内分泌失调等妇科病，大多会出现带下病。因此，如果出现带下不正常的现象，就是妇科病的警钟敲响了。

06 用宝宝一贴灵，直接解决前列腺炎

适宜人群 被前列腺炎困扰的男性。

方　　法 ①在肚脐下的中极穴上贴敷宝宝一贴灵，每24小时更换一次；②练习"身体回春法"，每天早晚两次。

功能主治 通阴窍，利小便，治疗前列腺炎。

注　　意 ①不要洗冷水澡、吃凉食物；②戒辣椒和白酒。

中医把小便点滴而短少、病势较缓者称为"癃"；小便闭塞，点滴不通，病势较急者称为"闭"。"癃""闭"指的都是排尿困难，也就是很多中老年男性常见的前列腺病。

我住的小区里有一个老周，50多岁得了前列腺炎。一开始

去看西医，做完 B 超和化验后，医生让他输液，一输液效果还真不错，于是他就输了一个星期液，以为自己的前列腺炎彻底治好了，很高兴。可还不到一个月，前列腺炎又犯了，这次医生还让他输液，而且还给他加大了药量，就这样他又输了一个疗程。

但从此以后，他的病就不断地复发，形成一用药症状就有所减轻，停药又犯的恶性循环。而且因为耐药性，药量一次比一次大，但很难达到满意的治疗效果，急性前列腺炎转成了慢性前列腺炎。由于前列腺炎，他的性生活也受到了影响，还出现了阳痿、早泄的症状，射精的时候有时还感觉到痛。

听完他的讲述，我就问他吃饭时有什么嗜好。他说自己是南方人，爱吃辣的，另外总是喝酒，老是喝得醉醺醺的才回家。他知道这样不好，也试着少吃少喝，可好多时候也没办法，天天都得应酬。

我说，要想彻底治好您的病，辣椒和白酒您最好戒掉——不是让您终身戒掉，但至少要戒半年之久。如果不戒掉，您的前列腺炎症就会逐渐发展成前列腺增生和肥大。最后，等解不下尿来的时候，医生只能在尿道里给您做手术下个支架，或者给您造个人工的尿道（就是在肚子上开个口子，带个尿袋），那时候痛苦就大了。老周听了连连点头，赶快追问我怎么办。我安慰他说，没事，我教您个方法：

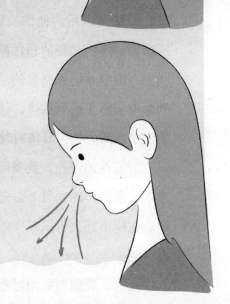

小贴士

身体回春法

方法

先吸气，想象"气"像山间的一股清泉一般，从头顶向下，流经五脏六腑、四肢百骸（沉气），最后流至大海（脚）；再低头闭嘴，用鼻子将气呼出（吐气），一次循环就完成了。整个过程中，气从头顶"走"到脚上。

时间

每天练习20分钟左右。

取一片宝宝一贴灵贴在肚脐下的中极穴上，每次贴敷24小时，每个星期贴两次。这是治疗前列腺炎的最直接方法。其次，每天早晚两次，练习"身体回春法"，这是治前列腺炎的最根本方法。

另外，不要洗冷水澡，吃凉食物，尤其是在性生活后。这几项做到了，不用打针输液，前列腺炎就好了。

老周很受启发，治病期间他意志坚定，没有喝一滴酒、吃

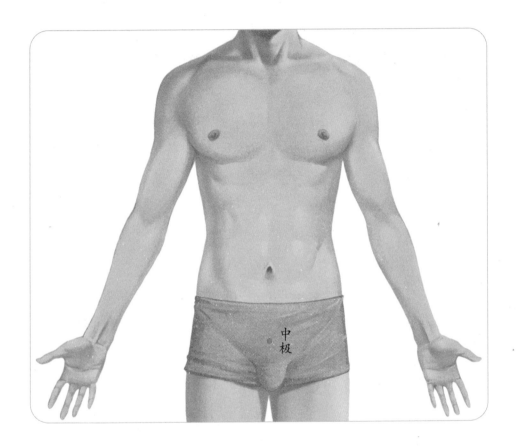

一次辣，同时每天贴宝宝一贴灵，练习"身体回春法"。两周后，他就告诉我身体好多了。

前列腺炎在临床上的确是一种很难治的慢性病，大多数发病人是常喝酒、好辣的人。还有好多是职业病，比如司机经常憋尿引起前列腺炎等。中医认为，前列腺炎是膀胱处的湿热之气积聚所致，轻则为"癃"，重则为"闭"。《素问·宣明五气篇》谓："膀胱不得为癃，不约为溺。"另外，湿热之气积聚在膀胱，病人老觉得小腹处有点儿着凉似的，有下坠或憋尿的感觉，还会出现尿频、尿急的症状。其次，白酒和辣椒都是湿热之物，前列腺病人长期喝酒、吃辣，加重了体内湿热，所以越喝酒、吃辣，前列腺炎就越严重。如果散开膀胱处的湿热之气，加之戒酒戒辣，前列腺炎就好了。

宝宝一贴灵的主要成分是肉桂和丁香，肉桂性辛、温，属阳，能散寒止痛，温经通脉；而丁香味芳香，能起到开窍的功能，通阴窍利小便。有这两个"得力干将"，在中极穴上（中极穴是治疗前列腺炎的首选要穴，刚好位于前列腺处）贴敷宝宝一贴灵，可以迅速清空膀胱的湿热之气，还可以通阴窍、利小便。

另外，"身体回春法"是调理气机最好的办法，也是一个不错的治疗前列腺炎的办法。前列腺炎患者在练习呼吸法的过程中，当气沉到小腹以下前列腺位置的时候，开始会有胀痛的感觉。有胀痛的感觉是对的，说明您的气已行至那里，那里的气机不通，不通则痛。反复练习，这种感觉会逐渐减轻，直到最后消失，到那时候您的小便就通利了，前列腺也就好了。

说到这里，再强调一句，我之前说的那些禁忌，比如不碰冷水、戒辣、戒酒等，大家一定要切记。只要大家再把我说的这几种治法结合起来应用，就会很快治愈这所谓的"疑难杂症"。虽然都说"病来如山倒，病去如抽丝"，但如果找对了方法，"抽丝"就会"抽"得快，"抽"得乐。

07 "补虚更年膏""玉颜霜"，最适合更年期女性

> | 适宜人群 | 女性，尤其是更年期女性。
>
> | 方　法 | ①服用自制的"补虚更年膏"，每次两勺，每天 3 ~ 5 次；②取一块自制的"玉颜霜"，加一点儿温水拌匀，涂在脸上。
>
> | 功能主治 | 补益精气，让女人安全度过更年期。

更年期的女人很容易生病，也最怕生病。因为更年期的到来，让原本温柔体贴的女性，好像一夜之间变了一个人似的，看什么都不顺眼，总是爱发脾气，干什么事都觉得不顺心……处于更年期的女性朋友来就诊，问我的第一个问题都是：我该如何保养，才能安全度过更年期？

这个问题，我在李大妈那里找到了答案。李大妈虽快 70 岁

了，但脸上却找不到一点点色斑；眼虽有点儿花，但耳朵一点儿也不聋，背也不驼，说话很风趣，好像她的心理年龄只有 25 岁一样。

前些日子，李大妈去多伦多看孙女，在那里住了两个多月，回国后不太适应，有点儿便秘，来找我调一调。她自豪地说，还是自己身子骨好，坐十几小时的飞机都不累，年轻人都可能因为时差的关系而影响身体，但是她就有点儿便秘而已。

李大妈很少吃西药，所以我就教她配了些五子润肠膏通便。她吃后很快好了，以后就经常来我这里坐坐。

其实，我一直有个问题想问她。刚开始因为不太熟悉，所以一直没有开口，现在终于等到机会了。我问李大妈到底有什么养生的秘诀，为什么这把年纪身体还这么好，脸上一点儿色斑也没有？

李大妈看我很有诚意，就毫无保留地跟我聊了起来。老人家说，基本的一条原则是：平日里，吃饭以素食为主，从不吃什么油炸的食品。

我接着问，"李大妈，您更年期是怎么过来的呢？"

她说，"我也有过更年期综合征，但症状很轻，这要归功于一个亲戚给的配方，我这些年一直在吃，所以到 56 岁的时候才闭经；脸上没有色斑，也是因为常吃自制的美容膏的缘故。这么

● **小贴士**

～～～ 补虚更年膏 ～～～

🌿 配方

去蒂的枸杞 500 克，龙眼肉 250 克。

🥣 用法

把两种药放在一起，加水泡 20 分钟后，用砂锅慢慢熬，一边熬，一边加水。等熬到枸杞涨得很大、很圆，捞起来一尝没有味的时候，停止加水，再熬 5 分钟。然后，去掉药渣，再将煎出的药液用小火熬 10 分钟成膏状，这样"补虚更年膏"就制成了。盛出来放在瓷罐或玻璃瓶里，什么时候想起来就喝上两三匙，一天 3～5 次都可以，没有时间、次数限制。

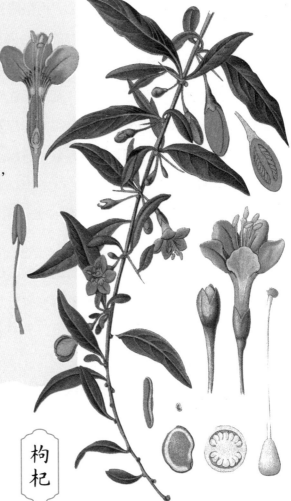

枸杞

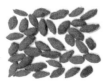

枸杞子〔主治〕壮筋骨，耐老，除风，去虚劳，补精气。治心病嗌干心痛，渴而引饮，肾病消中，又能滋肾润肺。

多年就靠两个方子，才保养得这么好。"

李大妈称第一个方子叫"补虚更年膏"，是一个让自己安度更年期的配方，由枸杞子和龙眼肉调配而成。

这个阶段，建议女性朋友多吃一些枸杞，它可以专补冲任二脉的气血。《药性论》说："枸杞能补益精诸不足，易颜色，变白，明目，安神。"魏晋时的名医陶弘景也说："枸杞能补益精气，强盛阴道。"而龙眼肉可以益心脾、补气血、安神，治虚劳赢弱、失眠、健忘、惊悸、怔忡等症状，对更年期所出现的烦躁不安、失眠、多梦症状也有很好的疗效。由此看来，枸杞和龙眼肉一个补，一个安，同时起效，所以"补虚更年膏"的效果才会这么好。

李大妈的第二个方子叫"玉颜霜"，跟"补虚更年膏"一样简单、实用。

绿豆有除热排湿、解毒的功效，加上和薄荷一起上锅蒸，绿豆粉里就充分渗透了薄荷的清凉解毒之性，所以由绿豆、薄荷调配加工成的玉颜霜，用在脸上，大家会觉得清凉舒适，这才是真正天然的养颜护肤品。

经李大妈同意，我把这两个方子介绍给了我的亲朋好友及病人。我60多岁的母亲用后，皮肤也出奇地光滑起来。我老婆试着用了一段时间"玉颜霜"，很快就舍弃不用那些昂贵化妆品了，

小贴士

～～～ 玉颜霜 ～～～

🌿 **配方**

绿豆500克，薄荷500克。

🥣 **用法**

在蒸锅里放一个蒸馒头用的小箅子，并在箅子上铺一层洗净的纱布；在纱布上铺一层薄荷，再洒上少许水；在铺好薄荷的纱布上再盖一层纱布；在第二层纱布上铺一层绿豆粉，这个绿豆粉一定要细，最好是用细筛子筛出来的；在绿豆粉上再铺上一层纱布，并再铺一些薄荷到这层纱布上。用的时候，每天晚上稍加温水，涂在脸上就可以了。

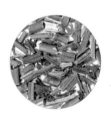

茎、叶〔主治〕治恶气、心腹胀满、霍乱、宿食不消、下气。煮成汁服用，能发汗。除劳气，解劳乏，使人口气香洁。

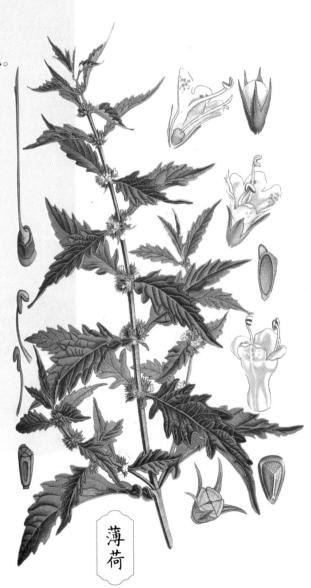

薄荷

现在总去市场上买绿豆，然后再加工成"玉颜霜"，每个姊妹送一瓶。

只要从源头上调理冲任二脉，补足冲任二脉的气血，更年期就像一场感冒，很轻松就过去了。用"补虚更年膏"和"玉颜霜"孝敬母亲，会让她们的身心得到双重享受，永远也不会老。在此，我也将它们献给普天下的女同胞们，愿你们更出色、更健康。

绿豆

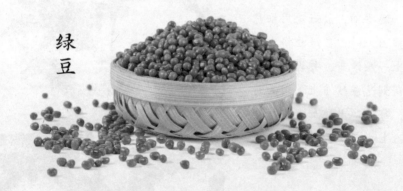

08 "阴阳调和膏"，适合有宫冷、性冷淡问题的女性

适宜人群	有宫冷、性冷淡问题或经常熬夜的女性。
方　法	①服用自制的"阴阳调和膏"，每次一勺，每天两次；②放一包砂仁在床头，用时打开闻一闻。
功能主治	治疗女性宫冷、性冷淡，滋阴行气，让女人永远水灵灵的。

　　我有一个很要好的朋友，有时候会聊到关于性生活的话题。他老婆很注意这方面的保养，他俩虽说都快 50 岁了，但性生活还非常和谐。他说自己的老婆经常喝一种自制的药膏，而且每次房事后，总是打开一小纸包中药放在床头。它会散发出一种很特殊的气味，每次闻着这种药味都会睡得很踏实，还不做噩梦。

我见过他妻子很多次，长相一般，却散发出成熟女性的魅力，皮肤红润白皙，脸上找不到一个斑点，说话沉稳而不张扬。女人在这个年龄能这样，绝不是"妆"出来的，而是用药和精气滋养出来的。经过我多次恳求，这位朋友终于告诉了我其中的奥妙。

他的妻子每天喝的那种药膏叫"阴阳调和膏"，主要成分是黄精。黄精是补阴的药，还能补精，更确切地说，是一种补"阴精"的药，尤其善补女性的阴精气血。女性阴精气血旺盛，阴柔之气才得以滋养，才能虽过中年而不衰。《本经逢原》中说："黄精，宽中益气，使五脏调和，肌肉充盛，骨髓强坚，皆是补阴之功。"

除黄精外，还有两种药——桂心和干姜，干燥好的食用生姜就是干姜，肉桂皮内外被小刀刮掉的一层就是桂心。桂心可以补火助阳、温经通脉。补火就是补肾火、补命门火，温经通脉就是温通全身的经络和血脉。它还是有助于女性丰胸的最有效的中草药之一，此外它还可以助阳、扶阳，促进雌激素的释放。

干姜和肉桂的作用差不多，也是温经通阳的药，能辅助肉桂通阳。在这个方子里，黄精属阴，干姜和肉桂属阳，因此"阴阳调和膏"是一种阴阳双补的药，也难怪有这么好的效果。

那小纸包里面又是什么中药呢？砂仁。大家可不要认为

• 小贴士

～～～ 阴阳调和膏 ～～～

🌿 配方

黄精500克，水1500毫升，干姜粉50克，桂心粉20克。

🥣 用法

将黄精浸泡半小时，用水煎。等煮开后，用文火再煎半小时，滤渣，加入干姜粉、桂心粉，黄精膏就制成了。如果觉得口感不太好，可以稍放点儿蜂蜜，放到冰箱冷藏，每天早晚各吃一两勺就可以了。

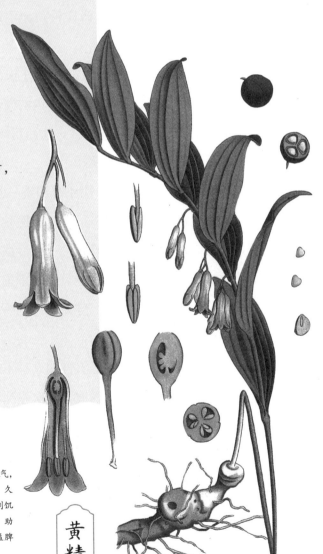

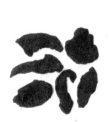

根〔主治〕补中益气，除风湿，安五脏。久服轻身延年不感到饥饿。补五劳七伤，助筋骨，耐寒暑，益脾胃，润心肺。

黄精

砂仁是一种矿物质，它是植物海南砂或缩砂的成熟果实，主要产于海南和广东等地区。药房里面大多是海南砂，因为缩砂产在越南和泰国等国家，价格比较高，不过两种砂的药效却是一样的。

砂仁辛、温，有一种很特殊的气味，闻闻这种味道就可行气、安子宫。这样，性生活后子宫内的气血才不会妄行伤身。

在药房里买来十几克砂仁，让药房帮您捣碎，包在纸包里，放到床头，用的时候打开就好。

我们不要认为只有男性才有阳痿、早泄，其实女性也有阴冷、阳痿，即宫冷或性冷淡。不过，医院里有专治男性阳痿、早泄的专科，却没有专治女性宫冷、性冷淡的专科，史书上也很少有治疗女性这方面疾病的经验方。在中国传统的封建思想中，宫冷和性冷淡甚至成了女人"守妇道"的表现。谁又知道，这其实是女性难言的苦衷呢。

对于这种疾病，大多数女性朋友都不愿提起，但往往这种人一年四季都会四肢冰冷。因此，每次碰到四肢冰冷的病人时，我都会主动询问她有没有这方面的疾病。要是她点头承认，我就教她自制"阴阳调和膏"。

一些女性朋友刚开始喝时，会出现面部脱皮现象，她们还以为是对这药过敏。我说这没问题，调和阴阳时，就会"旧貌换新颜"。

服了一段时间之后，这些朋友脸部白里透红，四肢也不凉了，全身的经脉和气血也得到了温煦和滋润。这还不说，有好多人甚至还发现乳房比以前坚挺了。

　　另外，我建议经常熬夜的女性朋友也服用"阴阳调和膏"。女性熬夜耗津伤阴，易引起阴虚，所以第二天急需滋阴，以保命养命。"阴阳调和膏"阴阳双补，自然大有用武之地。

　　在女人一生中，孩子、学习、工作、家庭等因素或多或少地影响着她们的身心，过性生活的时候既无心也无力。随着年龄的增长，对性的需求也相对递减，时间一长，"不用则废，不用则痿"，就会影响夫妻关系。这时候，女性朋友不用担心，用护身养阴珍品——"阴阳调和膏"和砂仁粉就能复燃激情，生活还是那么美好！

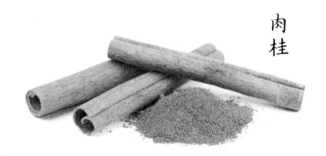

肉桂

09 "摇山晃海，内提谷道"，就不会阳痿

适宜人群 肾气虚，经常腰疼，阳痿、早泄的中老年人。

方 法 ①将大拇指按在命门穴上，然后扭腰，向左右各扭三十下；②微微收缩肛门，如忍大便状。

功能主治 强化先天之本（肾），固肾精、强肾阳，调和气血，畅通经络，散寒止痛，补脑益神。

我有一位病人，老吴，他说自己总是腰疼，开始以为是椎间盘突出，可 X 光显示腰椎没有问题。医生只好给他开了点儿止痛药，他吃了就好一点儿，不吃马上又疼。而且他的腰疼还没好，最近居然阳痿、早泄了，才 40 岁就疾病缠身，真够烦的。

生活中，像老吴这样腰疼连带阳痿、早泄的人很多。腰椎是由肾主管的，因此一说到腰疼，大多数人都会想到这人肾虚，其实不一定。腰疼有不同的诱因，治疗方法也有所不同，所以当务之急是搞清楚腰疼的诱因。

　　这里我教大家一种简便自诊腰疼诱因的办法。除外伤之外，大多只有两种诱因，一种是腰肌劳损和受湿着凉所致，一般经过一晚上的休息，早上起床的时候腰就不痛了，或者疼痛明显减轻；另外一种腰疼的通常表现是：经过一晚上的休息后，早晨反而起不来床了，慢慢活动后，疼痛才会减轻，这种腰疼才是肾虚引起的腰疼。在这样的情况下，男性一般还会伴有阳痿、早泄的症状。像老吴的腰疼、阳痿，就是肾虚所致。肾虚腰疼的女性还会出现性冷淡或宫冷不孕等。

　　了解了腰疼的诱因，我想大家可能会提出很多对症下药的办法，比如吃六味地黄丸。不过，六味地黄丸并非腰疼的通治药，它只是补肾虚的药，而且补的还是肾阴虚。肾虚有肾阴虚和肾阳虚的区别，肾阴虚诱发的腰疼会伴有心烦、口燥咽干、面色潮红、手足发热的症状；而肾阳虚的腰疼，则伴有手脚发凉的症状。因此，肾阴虚可以吃六味地黄丸或左归丸调治，肾阳虚的对症药则是右归丸和金匮肾气丸。另外，肾阳虚的人在腰疼的部位放一个暖水袋或做做按摩，就会感觉好很多。

　　而对腰肌劳损和受湿着凉引起的腰疼，对症药是麝香追风膏。

可见，治腰疼也不是那么简单容易的，对付它，也要吃对药才行。如果您还是分不清自己属于哪种类型的腰疼，不用着急，我向大家推荐一种腰疼的通治法："摇山晃海法"。

"山"指我们身体的上半部分，"海"指肾。"摇山晃海法"可以让您不吃什么药，就能治好腰疼，还能大补肾气，一个月就有明显的效果，真可谓是"强化先天之本的固肾运动"。

"摇山晃海法"跟平时扭腰的姿势差不多，但比扭腰多了一点儿技巧。

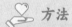

小贴士

摇山晃海法

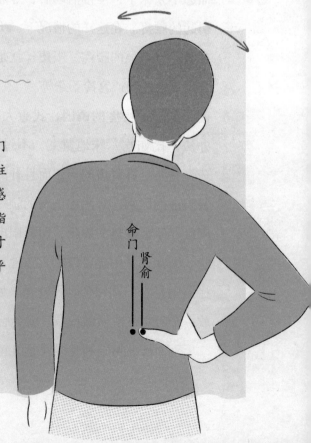

方法

首先，将大拇指按在命门穴上（沿肚脐向后找背后脊柱正中的凹陷处就是）。如果您感觉有点儿困难，也可以把拇指按在肾俞穴上（脊柱旁 1.5 寸处），效果是一样的，然后像平常锻炼一样扭腰。

时间

向左向右各扭三十下。

命门
肾俞

如果一开始扭的时候腰有点儿痛，不用心急，慢慢来，几天后就可以"摇晃自如"了。慢慢地，您会感觉到，腰部像有一个小火炉，暖洋洋的很舒服，这是肾阳气正在升腾的表现。

　　命门穴在阳经督脉上，而肾俞穴在足太阳膀胱经上，它们都是治疗肾虚的主要穴位，经常按一按，可以治疗因肾虚引起的阳痿、遗精、带下、月经不调、目昏耳鸣、耳聋、水肿、腰背痛等。另外，常按命门穴、肾俞穴，能强精固肾、防治各种肾脏病，增强体力，有培元回春、延缓衰老的功效，可保祛病延年、

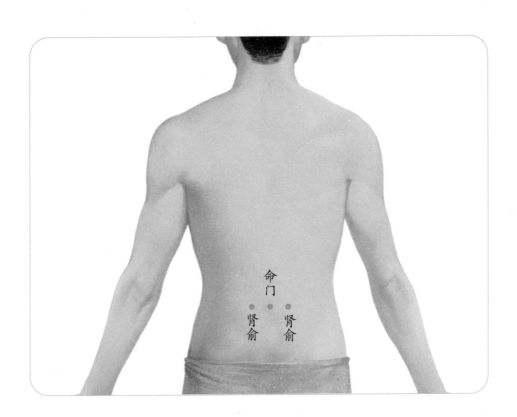

老当益壮。

要发挥"摇山晃海法"的神奇功效，扭腰时还要"内提谷道"。什么是"内提谷道"呢？"谷道"即胃肠道，也就是消化五谷食物的道。可能就有读者奇怪了，该怎样提起胃肠道呢？其实，只要微微收缩肛门，如忍大便状就可以了。

"内提谷道"效果显著，《内功心法》云："紧撮谷道内中提，明月辉辉顶上飞，欲得不老，还精补脑。"

练习了一个月，老吴高兴地告诉我，他的腰不疼了，性生活也正常了。他说，现在只要看到周围有谁还像自己以前那样，只知道吃补药，或是一个劲地吃活血散寒药，他就把我教的方法教给他们。

"摇山晃海法"是强化先天之本（肾）的固肾强肾阳运动，我们的五脏六腑、四肢百骸都可以得到运动。因此，它不但可以调和气血、畅通经络、散寒止痛，还可以强肾、壮命门、补脑益神，此外对一些常见的慢性病，尤其是失眠多梦、胃肠功能紊乱等效果也很明显。

第 **4** 章

脾气好，身体才好

01 道家委身法，随时随地放松

适宜人群 经常疲倦的人。

方　　法 ①练习"道家委身法"，每天至少10分钟；②专注地呼吸，想象身体变得非常柔软。

功能主治 缓解疲劳，让身体得到充分休息，清洁身心，回归自然。

从医这么多年，我一直想找到一种能直接缓解疲劳，让大家随时随地放松的办法。有人说补充维生素就可以，但补充维生素要很长时间才能看到效果。因为维生素大多通过肠道吸收，容易被排泄出去，人体真正吸收的不过九牛一毛。试问，忙碌了一天，倍感身心疲惫，回到家吃几片维生素能有什么效果，顶什么事？也有人喜欢泡温泉疗养，这样当然能缓解疲劳，可好多人却没有这个时间或金钱……

我从典籍中，发现了一个可以随时随地享受"五星级疗养"的不传之秘："道家委身法"。无论在什么地方，只要 10 分钟，就能马上缓解疲劳，还能治很多病呢！

• 小贴士

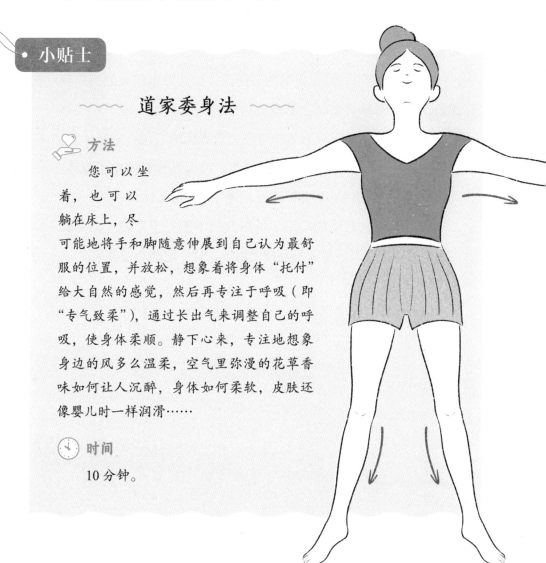

~~~ 道家委身法 ~~~

方法

您可以坐着，也可以躺在床上，尽可能地将手和脚随意伸展到自己认为最舒服的位置，并放松，想象着将身体"托付"给大自然的感觉，然后再专注于呼吸（即"专气致柔"），通过长出气来调整自己的呼吸，使身体柔顺。静下心来，专注地想象身边的风多么温柔，空气里弥漫的花草香味如何让人沉醉，身体如何柔软，皮肤还像婴儿时一样润滑……

时间

10 分钟。

这样下来，我们就会感觉到身体无比柔软，心情异常安宁，精神焕发，充满活力。

生活中，大多数人只有在生病后，才开始关心自己的身体，但到那时候病已很严重了。实际上，得病大都是平时不善待身体的结果：整天拼命埋头苦干，为生计奔波，无暇顾及身心的正常需求，或者身体"亮"起了"红灯"也不予理会。这样的人无时无刻不在虐待自己的身体，最终当然会生病。

"道家委身法"能在很短的时间内，让您原本僵硬的四肢得到放松，让倍感"委屈"的身体得到充分的休息。而"专气致柔"则在一呼一吸间清洁您的身心、营养您的心灵。在那一刻，我们像婴儿一样回归自然、无所作为，时间好像都停止了流动。每天上午和下午各抽10分钟练习，这一天都将无忧无虑。

长寿是世人共同的心愿。虽然我们不能完全掌控生命的长度，但可以把握其质量。只要持之以恒，就一定会获得健康。

02 右掌抚左胸，服用"枣仁安神粉"，不抑郁，不失眠

适宜人群	有睡眠问题的人群及心神不定的人群。
方　法	①随时随地，将右手放在左胸心脏处； ②服用"枣仁安神粉"，每次 2 ～ 3 克，每天两次。
功能主治	透心气，助心神，治疗失眠、抑郁。

咖啡馆老板小王经朋友介绍，来找我看病。他说自己很焦虑，总是失眠，每晚最多只睡两三小时，即便这样，白天一点儿也睡不着。虽说自己就是开咖啡馆的，但因为失眠，咖啡一点儿也不敢沾，生怕喝了更睡不着。

不止失眠，他还感觉自己患了轻度的忧郁症。咖啡馆虽小，但发展前景很不错，有好多客户等待他维护和开发，可他对眼前的一切没有一点儿动力和激情，什么都懒得管，往往是客户自己找上门来他才去打理。他看过医生，吃过一些抗抑郁药，不过效果不大。他就问我，这些方法都没用，他该怎么办呢？

其实，我们周围像小王这样失眠、抑郁的人很多，比如考试压力大的学生，产后恢复状况不佳的新妈妈，生活不顺或孑然一身的老人，等等，大多数人对这类病症无计可施时就吃安眠药。开始时一天只吃 1 片，可后来吃 5 片，甚至 10 片也不管事，而这类药对脑神经有很大的副作用，一旦停药还会出现失眠、情绪激动或精神抑郁等后遗症。那么，有没有一个根本的解决之道呢？

中医认为，失眠、抑郁大多因体虚，情志、劳役伤心，耗伤心气所致。病由心生，而心主神明，掌控五脏六腑、形体官窍。心境平和、精神安定，人就容易睡着（神安则寐），反之怎么都睡不好。小王说，这他也知道，可就是睡不着。

我将一个简单的动作——右掌抚左胸法教给他，这样心情就会迅速平静下来，专注思考问题。

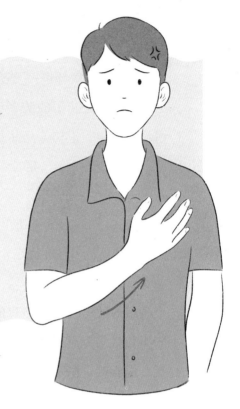

● 小贴士

～～ 右掌抚左胸法 ～～

♡ 方法

在心烦气躁的时候，将右掌抚在左胸心脏处。

🕐 时间

20 分钟左右。

祈祷或宣誓的人，也会右掌抚左胸，以显示自己的虔诚与专注。这时，人的心神不外越，"凝心入定"。

现实生活中，我们有时候难以做到心神安定，右掌抚左胸的动作则可以让我们很快进入专注境地，心神宁静，失眠、抑郁这类病又算什么呢？再说，右掌抚左胸时，完全可看作是在为自己的健康祈祷。

其次，我教小伙子用酸枣自制"酸枣仁安神粉"来辅助治疗。小王说："大枣是补血的，怎么能治失眠呢？"

我笑了笑，解释道："枣有两种，一种是我们生活中最常吃的大枣，另一种是药用的酸枣（酸枣仁）。大枣能补血，但其主要作用却是安神，正如《药品化义》载，'酸枣仁香以透心气，温以助心神，心虚不足，精神失守，惊悸怔忡，恍惚多忘，虚汗烦渴，所当必用。'"

一个人经常烦躁、心慌、气短、健忘，甚至精神恍惚，归根到底是因为他的心气不足、心神不定，时间一长，就会导致严重的失眠。

药用的酸枣仁都是炒过的，其香气透达身心。有意思的是，生酸枣仁性苦寒，炒过后就变得很香，成为温补之物，可以补心气、提心神。酸枣仁就是用透心气、温补心神的作用治疗失眠的。

使用酸枣仁，就是把它自制成"酸枣仁安神粉"。镇静的中成药里也有枣仁安神片，几十块钱一瓶，不过效果不如自制的"酸枣仁安神粉"，因此我建议大家自己炒酸枣仁，然后加工成"枣仁安神粉"，简单、便宜又好用。

炒制酸枣仁的火候大有讲究。像酸枣仁这种仁类的果实都是含油的，久炒的话，油枯后就会失效。药房里卖的炒酸枣仁，其实大多火候太过。

小贴士

～～～ 酸枣仁安神粉胶囊 ～～～

🌿 **配方**

酸枣仁。

🥣 **用法**

将酸枣仁倒入自家炒菜的锅里，不要放油，用文火（类似炸花生米的火）炒至枣仁外皮鼓起，颜色变成微黄色，马上取出，然后放在一旁晾凉，酸枣仁就炒好了。再把它加工成粉，优质的"枣仁安神粉"就制成了。服用时，每次只需2～3克，每天两次即可。也可以把它装到胶囊里，以每粒0.5克计算，每次大约4粒，每天两次就可以了。

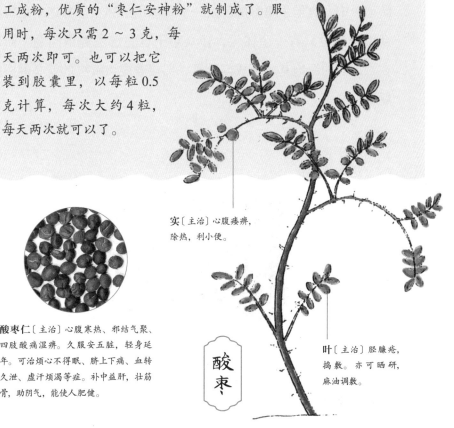

实〔主治〕心腹痠痹，除热，利小便。

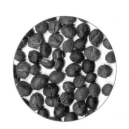

酸枣仁〔主治〕心腹寒热、邪结气聚、四肢酸痛湿痹。久服安五脏，轻身延年。可治烦心不得眠、脐上下痛、血转久泄、虚汗烦渴等症。补中益肝，壮筋骨，助阴气，能使人肥健。

叶〔主治〕胫臁疮，捣敷。亦可晒研，麻油调敷。

酸枣

市面上有很多治疗失眠、抑郁等症状的药及保健品，吃过后立竿见影。这是因为，一些不法药商在里面加了西药：镇静剂。了解了这一点，您也许很郁闷，但现在不用担心了，我们能自制"镇静剂"——"酸枣仁安神粉"取代它们。

现在，小王一心烦就用右掌抚左胸，每天坚持吃"酸枣仁安神粉"，精神越来越好，回家后躺在床上几分钟便能沉沉入睡。当然，生意也越做越大了。

我由此想到了南怀瑾先生的话，"吃饭穿衣就是修行"，《西游记》中，唐僧手里拿的就是一个化缘用的钵盂。释迦牟尼留给众弟子的也只有一个钵盂，让众弟子首先解决温饱问题。而现在，人们的温饱基本不成问题了，那接着应该解决的就是健康问题了。

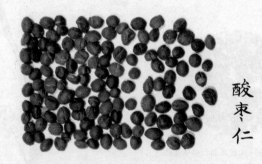

酸枣仁

03 贴追风麝香膏，专治心痛、心慌、心悸

适宜人群	心气涣散、心脏能量不济的人群，尤其心痛、心慌、心悸患者。
方　　法	取半块麝香追风膏，贴在手臂内侧的四个穴位上：大陵、内关、间使和郄门。
功能主治	定心神，预防和缓解心痛、心慌、心悸症状。

《本草经疏》记载，麝香性温、味辛，能醒神，开郁气，为打通经络和人体堵塞关窍的上品之药。麝香通手厥阴心包经，这条经络上的很多毛病，都能用以麝香为主要成分的麝香追风膏调治。应该怎么用麝香追风膏呢？看看下面的例子，您就知道了。

前不久，我的一个朋友打电话来，说自己 60 多岁的父亲得了癫痫，到了医院，医生怀疑老人家得了脑瘤，建议拍 CT 看一下，结果 CT 显示脑功能都很正常。朋友顺便给父亲做了全身体检，发现老人家身体的各项指标基本正常，到头来也没有找到发病的原因，就让我抽空来看看。

见到老人家，我和他聊了聊，老人家说他最近总觉得烦闷，心情不太好，有时候还很害怕，总担心会发生什么不好的事儿。听他这么说，我就知道了病因：心气涣散、心神不定。

于是，我让朋友从家里的药柜里找了一贴麝香追风膏，从中间一剪为二，用半块贴到老人家手臂内侧、手腕以上的地方。

过了一段时间，我接到这位朋友的电话，他说都快半年了，父亲再没犯过病。而自己每次因为单位里有什么事不顺心，或和妻子吵架心烦意乱的时候，就找麝香追风膏贴在手臂的内侧，然后两手合十，双目直视中指尖，5 分钟后，心里就云开雾散了。

癫痫本来多发于青少年，但现在老年人患者也很多。说到病因，中医认为是元神失控、心气涣散的结果。心包经相当于心经的警卫员（代心受过者），刺激它就能补心气，防治心气涣散引起的病症。但心包经上有九大要穴，一一按摩的话很麻烦，而且也很难保证找准确穴位，所以干脆就用麝香追风膏直接贴在心包经的大陵、内关、间使和郄门四穴位（四穴位都集中在手臂内侧）上。

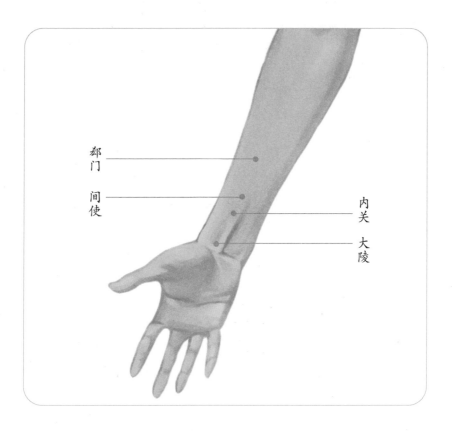

郄门

间使

内关

大陵

这四个穴位除治疗癫痫外，还可以治疗心痛、心慌、心悸、眩晕、心绞痛、心肌缺血、抑郁症等各种心包经的疾病。

麝香透穴通经，可以扫净痰浊，等于为心病找到了"心药"。同时使用两者，双管齐下，堪称最好的"强心药"。

老年人心气不足，很大一部分原因跟子女有关。人到老年，常常对子女牵挂太多，担心这个，操心那个，所以思虑过度，劳伤心脾，出现心慌、心悸，甚至魂不守舍的症状，时间久了就会积虑成疾。子女想照顾父母也是心有余而力不足，现在好了，大家可以把观中指法和麝香追风膏作为礼物送给父母，让他们安享晚年，自己也可以稍尽孝道。而老人们也可以自行使用，让自己少生病或不生病，消除子女们的后顾之忧。

04 服用青皮粉胶囊、云南白药粉，专解气不顺

适宜人群	因肝气郁结、气不顺引起"气结病"的人。
方　法	①服用自制的青皮粉胶囊，每次3粒，每天两次；②服用云南白药粉，早晚各一勺，用白酒或干红葡萄酒冲服。
功能主治	疏解气结，消气郁结，促进血液循环，治疗乳房肿块、胆囊炎、淋巴结核、脂肪瘤等"气结病"。

朋友的妻子来找我看病，说她的乳房上长了一个肿块，已经有十来年了。因为对身体没有太大的影响，就没怎么在乎。但前些日子，她母亲因乳腺癌动了手术，她才意识到问题的严重性，就赶紧找到了我。

她的心情很坏，一看就知道，什么都写在脸上了。她说，因为老公常年在外做生意，她除了上班之外，还得照看两个上学的孩子，很辛苦，心情一直不好。生病和这些情绪有很大的关系。

我随手拿起桌子上的镜子让她照了照，跟她说，您是不是看到自己的脸上写着个"苦"字？

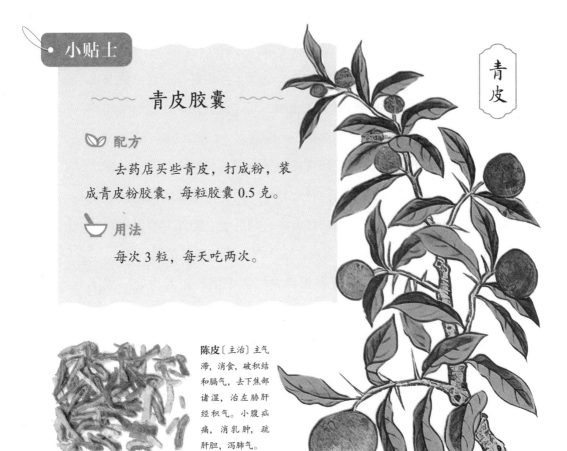

小贴士

~~~ **青皮胶囊** ~~~

🌿 **配方**

去药店买些青皮，打成粉，装成青皮粉胶囊，每粒胶囊 0.5 克。

🥣 **用法**

每次 3 粒，每天吃两次。

青皮

陈皮〔主治〕主气滞，消食，破积结和膈气，去下焦部诸湿，治左胁肝经积气。小腹疝痛，消乳肿，疏肝胆，泻肺气。

当然，人的脸本就是一个天生的"苦"字，双眉是草字头，两眼与鼻子组成了中间的"十"字，嘴是下面的"口"字，所以有"苦脸"之说——吃苦的原因在于人"妄想执着"。

除了这样开导她以外，我还教了她一个辅助疗法——青皮胶囊。

青皮是一味理气的中药，每天冲服一两包即可，有助于消除乳房肿块。再买一瓶云南白药粉，里面有小勺，每天早晚吃一勺，吃的时候可以同时搭配白酒冲服，效果更好。

春节的时候，她的乳房肿块完全没了。正好我的这个朋友也从外地回来了，为了感谢我，他俩一起过来看我，还专门带了些南方特产的青皮，让我帮着看一下成色。

我提到过陈皮，陈皮和青皮不是一回事。陈皮是成熟的橘皮经晒干或晾干制成的，陈得越久越好，而青皮是未成熟的橘子的果皮。与陈皮相比，青皮峻猛得多，归肝经、胆经和胃经，更长于疏肝气。陈皮调气，而青皮"破"气，更能破气散结。

女性患乳房肿块，究其根源是气血瘀阻，在乳房处形成了"气结"所致。有"气结"的人大多情绪不好。此外，"气结"还会导致很多其他病。比如，上火了，眼皮上长的睑腺炎是"结"，中老年人皮下长的脂肪瘤是"结"，还有西医说的淋巴结核也是"结"。想去掉这些"气结"，最好的办法就是用青皮"破气"，协助气行血。

那么，您就可以吃青皮粉胶囊。

使用青皮的次数多了，我发现，它还是治疗胆囊炎的特效药。

有一次，我给另一位女性朋友开青皮粉治疗乳房肿块，没想到却治好了她的胆囊炎。

后来想想，其中道理倒也简单，肝胆互为表里，像一母同胞的兄弟，肝气郁结，胆的日子也不好过，容易出毛病。其中，最常见的毛病就是胆囊炎。青皮疏肝，所以能治疗乳房肿块，同时也顺道松弛了胆囊，增加了胆汁的分泌，有很强的利胆作用，因此能兼治胆囊炎。

我身边的很多女性朋友得乳房肿块后，吃一些散"气结"的中成药，吃好多天才能散下去，一停药很快又出现了。实在没办法，她们就去输液，用抗生素消炎，没想到，时间一长，乳房肿块消下去又出现，出现后又消下去，形成了一用抗生素就好，一停马上复发的恶性循环。

胆囊炎的治疗也是如此。这里，我要告诫大家，抗生素根本就不能根治这些病，副作用还很大，请一定要改用青皮。青皮是专治这类"气结病"的"无毒抗生素"，您哪还用看医生啊，自己动手就能治好这些病。

除了心理放松和用青皮外，云南白药粉也是治疗乳房肿块的得力干将。

我们家里一般都会常备云南白药粉，万一身体哪里不小心擦伤了，用云南白药粉可以止血活血。此外，云南白药粉还能行血，真是一味神奇的中成药。

不过，它的配方对外是保密的。我个人认为，云南白药粉的主要成分应该是三七，三七主产地就是云南。它味甘微苦，生用可止血化瘀，其散瘀效果足以应对"气结病"。现在好多人把三七当成比人参还好的保健药品服用。

白酒性温、味辣，易走串，可以做很多药的药引子，帮助药力发散到全身各处。用白酒冲服云南白药粉，可以借酒力增强药效。不过，因为好多女性朋友喝不了白酒，可以改喝干红葡萄酒。干红葡萄酒不但能增强药效，本身也有保健的功能，女性常喝还可以美容养颜。

叮嘱一句，行经的几天里，女性朋友最好不要吃青皮粉和云南白药粉，否则会延长经期，伤及身体。

05 紧盯鼻尖轻呼气，服远志粉，睡觉特别香

适宜人群	因忧思过虑造成睡眠质量差，整天心情紧张，容易疲倦的人群。
方　法	①眼睛紧盯鼻尖，再用鼻子呼吸，呼气时轻轻地呼一声"呵"；②睡前用温水冲服2克远志粉。
功能主治	调心气，祛除困扰内心的杂念，纾解情绪，提升睡眠质量。

　　有好多病人和我说："您给我开点儿安神的药吧，我睡觉时脑子里杂七杂八的，老想很多杂事，总是睡不着。就算睡着了，也整个晚上做梦，早上起来没精神，很累。"其实，很多人都是这样。晚上睡觉时，虽然躺在床上，脑子里却塞满了工作上的事及

家长里短，搞得自己怎么都睡不着；睡着了也晕晕乎乎的，睡得很浅，醒来后依然感觉浑身困倦，一点儿也不能解乏。

人累了都要休息，通过休息来恢复体力。如果总是休息不好，时间一长，就难免积"痨"成疾。"痨"指什么呢？"痨"就是使人生病的"心魔"。

人一旦被"心魔"困扰，就会没病找病，杯弓蛇影，慢慢地损耗自己的心气。最后，还会茶饭不思，吃什么都没胃口，营养跟不上，人就变得虚弱，五脏六腑紊乱，又怎能不生病呢？

这里，我教大家一种方法，能让身心得到彻底的放松。

小贴士

呼气放松法

方法

睡觉前20～30分钟，用眼睛盯着鼻尖看，盯一会儿后，您会觉得鼻子酸酸的。这时，用鼻子呼吸，呼气时嘴里轻轻地呼一声"呵"。

时间

20～30分钟。

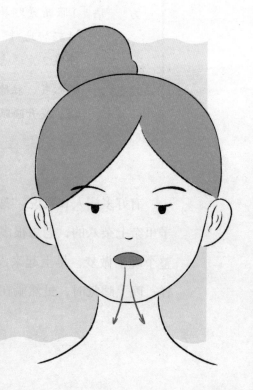

这个方法可以清心火，调整烦乱的心思，祛除各种杂念。念由心生，反复几次以后，我们半睁的双目就会觉得很困，然后不自觉地睡着了。

　　除入静外，远志也能达到类似的效果。远志性苦、辛，归心、肾、肺经，有除燥湿、清热解毒、泻火通便、益肾利尿以及健胃等作用。同时，心主血，服用远志，就像给心血注入了活性成分，能开心气、宁心安神，让人神清气爽。

　　《本草正义》说："远志，味苦入心，气温行血，而芳香清冽，又能通行气分。其专主心经者，心本血之总汇，辛温以通利之，宜其振作心阳，而益人智慧矣。"

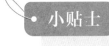

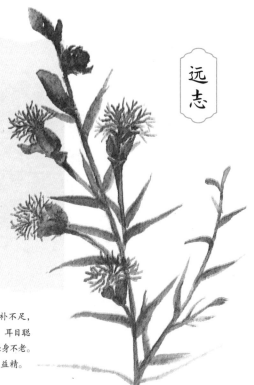

远志

远志粉

🌱 配方

　　远志 20 克。

🥣 用法

　　将远志打成粉，睡前用温水冲服 2 克。

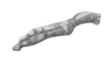

远志〔主治〕咳逆伤中，补不足，除邪气，利九窍，益智慧，耳目聪明，不忘，强志倍力。以轻身不老。利丈夫，定心气，止惊悸，益精。

吃完远志粉，晚上就能睡得很香，还不做梦，大大提高睡眠质量。我自己就一直吃远志粉。原来工作累了，睡一天觉也缓不过来劲，现在只睡几小时，就觉得浑身轻松，整天精力充沛。

有一位银行职员用过上述方法后，开玩笑似地跟我说："原来总觉得自己活得累，吃不好，也睡不安稳，用了您教的方法，刚开始练的时候鼻子酸酸的，甚至还打喷嚏。睡前喝了一包远志，一觉到天亮，它真是最好的安神药啊。"这就是入静与远志共同作用的结果：身心共治，让心更宁静，身体更健康。

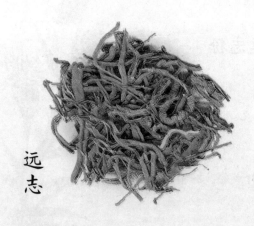

远志

第 **5** 章

四季暖您心窝
的养生法

01 春季养肝，练养肝式，煎服葛根或泡茶喝

适宜人群	被温病侵袭的人。
方　　法	①每次取 7 ~ 8 克葛根，煎服或泡茶喝；②练习"养肝式"。
功能主治	养肝护肝，安全过春天。

中医认为，春天多"温病"，也就是流行性感冒、病毒性腮腺炎、麻疹、风疹、水痘等疾病。春天来了，为什么这些流行病也跟着来了呢？不单我们喜欢春天，细菌和病毒也同样喜欢，这个时候它们会快速滋生和繁殖。春天又多风，这就像给细菌和病毒插上了翅膀，所以人更容易生病了。

那么，该怎么预防这些温病呢？春天，大地复苏，阳气升腾，人也不例外。所以，抵御温病的最好办法就是升举、增加身

体的阳气。这没错，不过毕竟要花很长时间才行。那是否有一味既能迅速升举阳气，又能祛除病邪的通治药呢？

有，它就是"千年人参"葛根。

很多朋友都知道葛根能解酒解毒，但对通过它升举阳气来养肝护肝，就不是很清楚了，下面我跟大家详细说一说。

《药经》里记载，葛根属于发汗解表的药，味略辛，略微有点儿甜，能解表退热、透疹、生津止渴和升阳。"解表"就是"解放"肌肤，使浑身的毛孔扩张，起到发汗的作用。比如，喝葛根茶饮退热，喝完后，您会觉得鼻子尖上微微出了点儿汗，身上的毛孔都张开了，还有点儿潮湿的感觉，很舒服。再比如说出疹子，它是由热毒引起的，是皮肤从内向外发散毒素的反应。服用葛根后，解热发汗时能够通过汗液排出疹子。同时，热毒随着汗液排出来了，还能达到透疹的目的。

所以，春天，我们完全可以通过未雨绸缪来防止温病侵扰。

去药房花几块钱买 100 克葛根，分成 12 ～ 13 次服用，每次用量 7 ～ 8 克，放在锅里稍微煮一下就可以服用了。也可以直接放杯子里泡茶喝，或者打成粉冲茶喝。

每年的 2 月 4 日左右就立春了，这时阳气开始升腾，早晨或上午喝一杯葛根茶，就能大增阳气。为什么要在早晨或上午喝葛根茶呢？养生顺应四时，也要顺应一天阳气升腾的最佳阶段——早晨或上午。买葛根时，要注意观察一下成色。葛根到处都有长，很便宜也好找，春秋季节采挖。挖出的新鲜葛根，除去外皮，切片后晒干或烘干，再用盐水或淘米水浸泡2小时后晾干，呈微黄色，就可以入药了。如果药店里的葛根非常白净，就千万不要买，因为这样的葛根是用硫黄熏过的，所以看上去很白净，但葛根的"本色"呈微黄色。

葛根分两种，柴葛根和粉葛根，两种葛根的疗效一样，只是柴葛根里面不含糖，所以更适合糖尿病人服用；粉葛根什么样的人都能喝，而且口感很好。

另外，春天的时候，如果肝气疏泄得不够，人就会出现少气乏力、精神萎靡不振、郁郁寡欢、多愁善虑等症状。相反，要是肝火太旺，动不动就发脾气，肝气的疏泄恐怕又太过了，相应地，人就会出现烦躁易怒、头晕目眩、面红目赤等不好的反应。

经常练习下面两招"养肝式"，我们就能在短时间内养好肝。

肝就像调理气机的阀门，这两式可以挺胸、疏肝气、理郁结之气。

通过这两式，"肝阀门"就打开了，肝气就能充分泄疏，一个春天保肝无忧。

一年之计在于春，春天时身体根基打好了，一年的好运也就顺理成章了。所以说，"春种一粒粟，秋收万颗籽"。而"千年人参"葛根就是给您带来好运的"幸运草"，愿长寿安康相伴您一生。

小贴士

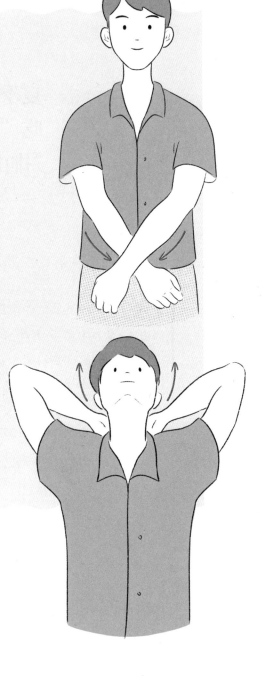

~~~ 养肝式 ~~~

方法

第一式叫作"手足相残式"（也叫"两臂相争式"），我们可以站着或坐在椅子上，两手臂交叉，用上面的手臂压下面的手臂，下面的手臂用力挺上面的手臂。这一式除活动肩膀之外，还能活动上肢，拉伸两肋间的肌肉，而右肋下对应的正好是肝。这一压一挺就恰好活动了肝区，达到了疏泄肝气的目的。

第二式是两手抱脖子，向后仰，努力向上托脖子。

时间

两个动作各做 3 ～ 5 次。

02 夏季泻火，贴"天水膏"，吃"葡萄仙人膏"，练"排山倒海式补心法"

适宜人群 心火旺，或容易被温病侵袭的中老年人。

方　　法 ①在手臂内侧心经的四个穴位即神门穴、阴郄穴、通里穴、灵道穴上贴"天水膏"；②喝姜糖水；③自制"葡萄仙人膏"，每次两勺，用水冲服；④练习"排山倒海式补心法"。

功能主治 泻心经的心火，补足心气，通血脉。

歇完了五一假，5月5日或6日就立夏了，进入了夏天。

对于夏天，大家首先想到的是骄阳似火。确实如此，夏季属火，五脏中对应的是心，所以夏季的养生大计重在养心。正如

《养生论》里所说：夏"更宜调息静心，常如冰雪在心，炎热亦于吾心少减，不可以热为热，更生热矣。"

火性炎热，因此夏季心阳最旺，心火太过就会口舌生疮，神志不宁，也会使心气不足，而心气不足的人就会失眠健忘，甚至经常心慌气短。所以，夏季养心重在泻除多余的心火，或者补足心气。

先说说心火过旺，需要泻火的情况，比如口腔溃疡。火易耗气伤津（津液），消耗过多津液后，人就会出现口干舌燥、喜欢喝冷饮、小便黄、大便干的症状，口腔溃疡就来"光顾"我们了。

患口腔溃疡的时候很痛，痛得让人没有食欲。为了使溃疡早点儿愈合，好些人会买一些溃疡贴贴在嘴里。其实，溃疡贴只有一种成分就是激素，所以奉劝大家尽可能不要用溃疡贴。中医说"诸般痛痒皆属于心"，我们何不从泻心火的角度，改用"天水膏"来治口腔溃疡呢？

"天水膏"是一味专泻心火的寒凉药。把用凡士林调好的冰片抹在手臂内侧心经的四个穴位即神门、阴郄、通里、灵道就可以了。

心经是维持心脏功能"最要命的经脉"，患口腔溃疡说明心有火，所以可以取心经上的这几个穴位来泻火。如果白天不方便贴，下班后只晚上贴就可以了。贴两天后，您就会觉得口腔溃疡

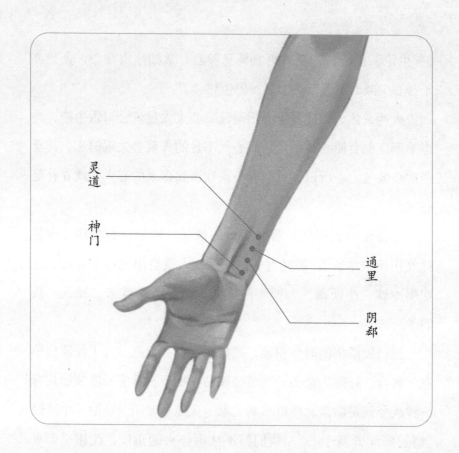

灵道

神门

通里

阴郄

不怎么痛了，小便逐渐不黄了，口不那么渴了。

夏天不止心火旺，时而也有心气不足的情形，亟待补足心气。大多数情况下，这是寒凉侵入身体，使胃肠受凉，大伤元气的结果。比如，许多人觉得热，心烦意乱，端起冰镇饮料一口气喝个痛快。尤其是女性朋友，总喜欢吃点儿冰激凌什么的，寒气由此进入了身体，很快就出现了腹泻或急性肠炎的症状。

对因寒邪导致的腹泻，一杯暖胃肠、散寒气的姜糖水就可以应付。

　　取鸡蛋大小的一块生姜，像剁饺子馅一样，用刀把生姜剁成极细的细末，加两杯水煎 10 分钟左右，放入一些红糖就熬成了姜糖水。等凉下来后，连汤和生姜末一同喝下去。

　　姜糖水喝下去后，直入肠胃，而肠胃又是寒凉之气最重的地方。这一下，姜糖水有了"用武之地"，它马上启动生姜、红糖的"温性"，将肠胃的寒凉之气全部赶跑。顿时，胃肠暖洋洋的，很快肚子不痛了，腹泻也好了。另外，生姜还可以止痛、止呕，因此姜糖水还是对付腹泻的"多面手"呢！

　　如果您觉得喝姜糖水止泻比较慢，还可以去药房买 20 克左右的石榴皮，直接加工成粉，分成两等份。煮姜糖水的时候，在里面再加 10 克石榴皮粉，止泻效果又快又好。这是为什么呢？

　　石榴皮药性归大肠经，其酸涩之性可以止泻。此外，石榴皮还是一种能对抗多种肠道细菌、有明显抑制和杀菌作用的抗生素呢！

　　这里，我再教大家一种最宜夏天养心的通用方——"葡萄仙人膏"。它既可以替代那些高热量的碳酸饮料清心止渴，又不会使胃肠受寒而腹泻，最宜除烦止渴。换言之，如果心火大，它就能泻心火，反之能补足心气。

　　此外，平时您还是要多吃点儿当季时蔬。夏天的菜是四季里最廉价也最丰富的，应有尽有。比如说新鲜的黄瓜、西红柿、芹

小贴士

～～～ 葡萄仙人膏 ～～～

配方

生葡萄 2500 克，蜂蜜 500 克。

用法

将葡萄用水泡一两小时，这样可以清走上面的农药，然后晾干。再戴上一次性的手套，最好是医用的无菌手套，把葡萄用手挤碎，去皮、核，只留下葡萄汁就可以了。把葡萄汁放在锅里熬，熬到很稠的时候，倒进一个杯子里。将蜂蜜用锅煮开，再把蜂蜜倒进杯子里，跟熬好的葡萄汁拌匀，最后放到冰箱里贮存。

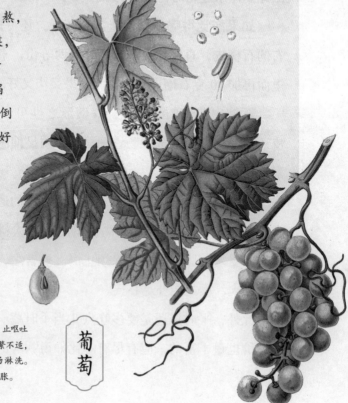

根、藤、叶〔主治〕煮汁饮，止呕吐和腹泻后恶心。孕妇胎动频繁不适，饮后即安。治腰腿痛，煎汤淋洗。饮汁，利小便，通小肠，消肿胀。

葡萄

菜、西瓜、桃、杏，等等，这些都是天然的祛火消炎的东西，当然吃时要洗干净，不给细菌可乘之机。

接下来，我要送给大家一个补心的招式："排山倒海式"。

· 小贴士

〜〜〜 排山倒海式 〜〜〜

方法

坐在椅子上，用力向一侧倾斜身体，好像另一侧有一排山压过来，我们尽可能躲开似的。然后站起来，一只手按在臀部，另一只手用力向上托。

时间

坐着、站着各做 10 次。

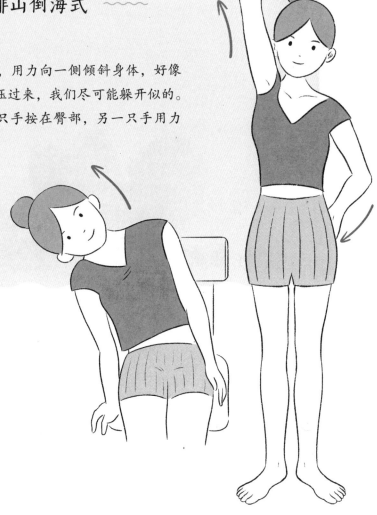

"排山倒海式"可以活动上焦（心肺），起到泻心火、通血脉、补心益智的作用。

"夏应心而养长"，心主管全身的血脉，而全身的血脉又供给身体最主要的营养物质，所以夏天养生只要养好心，心静四周自然凉。夏天虽热，只要心静，炎炎火气又怎会伤心呢？

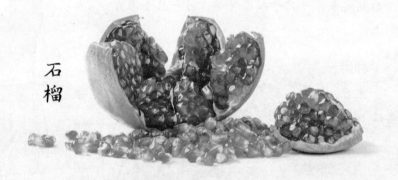

石榴

03 长夏祛湿热，练"拉弓健脾式"，喝藿香正气水

适宜人群　脾胃不好，食欲不振、没有胃口或头重脚轻的人。

方　法　①取6～8克藿香，加水煎十几分钟，制成藿香正气水喝，或用藿香水泡脚；②练习养脾法。

功能主治　祛除身体内的湿邪之气，解放脾胃，治疗脚气和湿疹。

对于长夏，很多人就有点儿不明白，为什么会有这种说法。这是因为，中医把夏季分成夏和长夏，因为长夏多湿，和夏时火气大有明显的区别。长夏的时间跨度为7月22日到9月7日，也就是学生放暑假的时候。

长夏处在秋夏之交，正好是雨季，雨水多，天气潮湿、炎热，湿热熏蒸，水气上腾。这个季节最要注意保养的是脾，脾喜燥而恶湿，所以长夏的湿气最伤脾。一旦湿热之气像胶布一样粘在脾脏上，就会影响脾气对食物的消化和吸收，因此长夏时节，我们就容易出现食欲不振、腹胀、腹泻的症状。要是湿热之气继续留在体内，头就重得像裹了一层棉布，腿抬不起来，路也懒得走，工作更没心情去做了。

这个时候，药店里卖得最快的一种药，就是藿香正气水。很多人都用过藿香正气水，但只要喝过一次这个药，就再也不想喝第二次了，太难喝了。其实，藿香完全可以代替藿香正气水，而且效果和口感比藿香正气水还更好呢！

藿香有两种，一种叫广藿香，一种叫土藿香。广藿香产于广东和云南，气香浓郁，味微苦而辛；土藿香产于四川、江苏等地，气清香，味很淡。用广藿香自制的藿香正气水因气味更浓郁，所以效果更佳，口感也比较好。所以，我们去药房买藿香时最好买广藿香。

要是您生活的地方就出产藿香，那就可以取新鲜的藿香叶子或梗直接煎服，因为是新鲜的藿香，所以每次用 20 克都没问题。南方湿气重，藿香是大自然恩赐给南方乃至人间的灵草，让所有人免受湿邪的困扰。

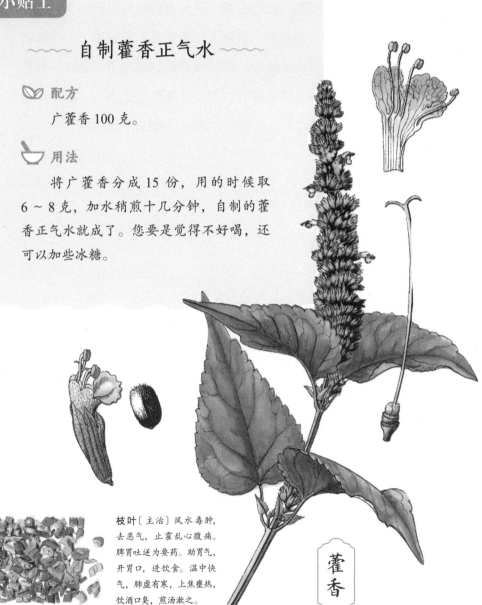

小贴士

～～～ 自制藿香正气水 ～～～

配方

广藿香 100 克。

用法

将广藿香分成 15 份，用的时候取 6～8 克，加水稍煎十几分钟，自制的藿香正气水就成了。您要是觉得不好喝，还可以加些冰糖。

枝叶〔主治〕风水毒肿，去恶气，止霍乱心腹痛。脾胃吐逆为要药。助胃气，开胃口，进饮食。温中快气，肺虚有寒，上焦壅热，饮酒口臭，煎汤漱之。

藿香

不只是南方湿浊，长夏的两个月北方的湿气也都很重。湿性重浊，一旦进入人体就会一路向下，最后都积聚到脚上。所以在这个季节，湿邪引发的湿疹、脚气等都纷纷出现了。碰到这种情况，您可以煎藿香泡脚治脚气，用藿香湿敷治疗湿疹。相比治疗湿疹的外用激素类药膏，这种治疗方法对身体好得多。

小贴士

拉弓健脾式

方法

就是用左右手做射箭的姿势（哪只手在前都可以），一手向前，一手向后，不断用力，做"拉满弓"的动作。"拉弓"的时候，想象自己正置身于山野间，吸入清新的空气；松手的时候吐气，想象湿气随口而出。

时间

每天持续锻炼半小时。

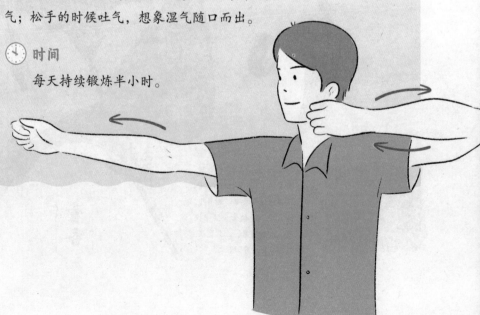

其实，湿邪不只会引起脚气和湿疹，同样会困扰五脏六腑。比如，湿伤肺，人会经常咳嗽、痰多；湿伤心，就会出现心慌、心悸的症状；湿伤肾，身体就特别容易困倦、腰酸乏力；湿伤肠胃，大便不成形，黏腻不爽……。这些问题藿香都能解决，看来它真是身体的"除湿专家"啊！

　　说完藿香，我再说说长夏的时蔬。这个季节的时蔬数不胜数，例如胡萝卜、豆角、辣椒、大葱、茄子，等等。长夏湿气重，我们可以多吃点儿化湿的蔬菜，比如辣椒。辣椒味辛，化湿效果好。

　　最后，我再推荐一个对抗湿气的招式——"拉弓健脾式"：

　　长夏的湿邪之气最易侵犯体质相对虚弱的老人和孩子，让老人的体质更虚，让孩子没有胃口，过个夏天就要瘦好多。用我们自制的藿香正气水、"拉弓健脾式"祛除这些湿邪，全家老小就都能平平安安地过长夏。将它们送给亲朋好友，就是一份珍贵的"健康大礼包"。

04 秋季喝知母太子参粥，专治慢性支气管炎

适宜人群　患慢性支气管炎的人或久病体虚的人。

方　　法　①取10克知母，熬成知母粥，或取10克知母、5克太子参，熬成太子参粥，每天早晚喝两次；②练习强肺法。

功能主治　补充损耗的津液，清热泻火，润肺止咳，滋润皮肤，延缓衰老。

过了雨季，紧跟着就到了干燥的秋天，这就轮到燥邪来"值班"了。

秋天天气会非常干燥，燥邪易侵袭身体而导致人生病。燥易伤津液，最先受影响的是五官，陆续会出现口唇燥裂、鼻咽干燥、两目干涩、毛发干枯、头皮屑滋生等症状。只要我们多喝点

儿水，或用润肤化妆品，补足体内损耗的津液，就可以缓解这些症状。

但更严重的是，燥邪易伤肺。五脏中，肺位于身体的最高位置，直接和鼻相通。鼻吸入外界的燥气后，燥气长驱直入，首当其冲的就是肺。也就是说，肺最容易受到燥气的侵犯，进而出现干咳、少痰或无痰，甚至痰中带血、胸口疼痛等毛病。所以，中医才有"肺为娇脏，喜润而恶燥"这一说法。因此，秋季养生就要着重养肺，润肺抗燥。

当然，市面上的润肺止咳药也有很多，比如雪梨膏、川贝膏、枇杷膏之类。或者，大家也会煮冰糖梨水喝，以对抗秋燥引起的干咳。但从我的临床经验看，这些药的效果都不够理想，远不如一味中药——知母见效快，效果更佳。

知母不但可以治疗燥气引发的肺热干咳，清热泻火，还能滋阴。秋天燥伤肺，开始时只是干咳，可时间长了，就会伤到肺阴，形成肺阴虚久咳（即慢性支气管炎）。而知母润燥止咳的同时还能滋阴，标本兼治，所以治疗更彻底。

这里，我给大家简单介绍一下知母。说知母可能大家不熟悉，可百合大家一定知道，知母就是百合的根或茎，大多产在河北、山西等地。入药的知母有两种，一种是酒知母，一种是盐知母。

我们把从药房买来的知母放在酒里泡半小时，然后放在锅里焙干，就制成了酒知母；把知母放在锅里焙热，将淡盐水洒在焙热的知母上，然后再焙干，盐知母就做成了。

酒知母、盐知母各有所长，酒知母的药性借酒气升发上行，可治疗初期燥热肺咳；中医五味里盐性可以入肾，所以盐知母润肺止咳时还可以借盐性下行，滋养肾阴，特别适合老年人使用。

比如，如果孩子秋天总是干咳，出现舌苔黄或者厚，舌尖、舌体通红，干咳、无痰或有黄痰的症状，说明这是燥气引起的肺热咳嗽。早上做饭熬粥的时候，每次放 5 克左右的酒知母（成人剂量的一半）进去，专门为孩子做一碗知母粥，这样孩子早晚吃几次，很快就好了。

盐知母擅长治疗干咳日久，已经伤阴的咳嗽，比如咳了很久，一直没有好的咳嗽。每次熬粥时加入 10 克盐知母，每天喝两次，既能止咳又能滋阴。

有人可能要问，为什么一定要把知母放到粥里煮着喝呢？因为粥本身就可以养阴润燥，滋润皮肤，对抗秋燥，所以把知母加在粥里，有利于其药性的发挥。需要注意的是，久病体虚或免疫力较差的人服用知母时，要辅加太子参才行。

一般来说，秋天不宜吃参，比如人参，因为秋天本来就很干燥，吃参容易上火，引发口臭或口舌生疮。不过太子参可以秋天吃，它不但可以补气，还可以补阴，最适合秋天补阴，也是唯

——味秋补而不会过的参药。

太子参主产地在北方，细长条形，呈纺锤状，长 2 ~ 6 厘米，直径 3 ~ 6 毫米，《本草从新》说："太子参，虽甚细如参条，短紧结实，而有芦纹，其力不下大参。"

太子参很容易辨别真伪，表面呈黄白色、半透明的就是真太子参。如果体形瘦小且不透明，那肯定是假冒伪劣太子参。

对治疗久病体虚引发的咳嗽，您可以在熬知母粥的时候放 5 克太子参，4 ~ 5 个就够了。建议久病体虚的人常喝太子参粥，它既不会补上火，还可以对抗秋天的燥气；家里有老人的，可以用太子参粥补阴虚，增强老人的体质及抗病能力，让老人从此再也不怕过秋天。

太子参粥不但适用于久病体虚的人，还适用于所有希望年轻、健康的人。有的人一到秋天就不敢吃补品，怕补上火了，从现在开始就不用怕了。还有，很多爱美的女性秋天皮肤总是很干燥，太子参粥可以帮您解决这些问题，使皮肤变得滋润、有光泽。

最后，我再推荐一个强肺的招式："扶肺式"。

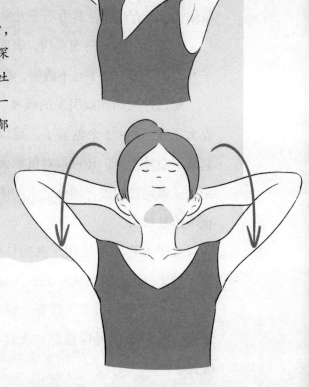

扶肺式

方法

双手抱头，先左右转身，然后前俯后仰，仰身的时候深深地吸气，俯身的时候长长地吐气。通过这一转，一仰一俯，一吸一吐，就可以吐尽胸膈中的郁结之气，使肺充分地"扩张"。

时间

每天练习半小时。

秋燥之气虽然会伤人，不过只要应对得当，大可不必担心。恰好，秋高气爽的季节，也正是登高远望、健身强体的最好时节。只要您掌握了本书中的方法，秋日何尝不胜春朝呢?

05 冬日漫漫寒气邪，牛膝饮专治腰痛、腿痛等骨关节病

适宜人群　腰痛、腿痛、膝关节痛、肩周炎之类的骨关节病患者或肾虚的人。

方　　法　每次取 10 克牛膝，煎服或茶饮，每天两次。

功能主治　治疗骨关节病，活血通痹。

冬天是一年中最冷的季节，也是寒气当家的季节。一般中老年人都不愿意过冬天，因为冬天太冷，最容易患上一些腰痛、腿痛、膝关节痛、肩周炎之类的骨关节病。原来有这类病的中老年人到了冬天，病情就会加重，疼痛加剧，只能吃一些止痛药捱过冬天。但止痛药的效果都是暂时的，对胃还有很强的刺激作用，

要是饭后吃，还会引起恶心、呕吐的症状。不但如此，这些药主要通过肝脏和肾脏代谢，这对肝肾功能本来就很差的中老年人来说，无疑是雪上加霜。为什么冬天时中老年人易患骨关节病呢？

中医把骨关节病归入痹症。风、寒、湿等外邪侵袭人体，堵塞了经络这条通道，使气血不通畅，就出现血瘀。瘀就是不通，不通就会生病。寒湿重浊之气向下走，最易伤到的就是关节，所以患骨关节病的中老年人一到冬天，不是腰疼就是腿疼。肾主骨，因此冬季养生要着重养肾，以肾阳温煦四肢，排清寒湿之气，就能起到通痹的作用。

痹症有三种，各有不同的表现。有的人痛起来，也说不清痛在哪里，一会儿腿痛，一会儿腰痛，那他患的是行痹。行痹的特点是不定哪痛（痛不定位）。还有的痛点是固定的，比如说腰疼痛点在腰上，腿疼痛点在腿上。如果腿脚痛，用暖水袋稍微热敷一下，痛感就会明显减轻，这种痛叫寒痹，也叫痛痹，特点是得温热之气，痛感就会减轻。还有一种痛，比如说痛在膝关节，挽起裤子一看，膝关节肿胀，比平时粗了一圈，还伴有浑身关节和肌肉酸痛，这种痛叫作湿痹，也叫着痹。

这三种痹症，早在《素问·痹论》里就有记载："风、寒、湿三气杂至，合而为痹也。其风气胜者为行痹，寒气胜者为痛痹，湿气胜者为着痹也。"

对这些骨关节病，我建议大家从活血通痹的角度治疗，不过

• 小贴士

~~~~~ 牛膝饮 ~~~~~

🌿 配方

牛膝 10 克。

🥣 用法

煎服或者泡茶，每天两次即可。

这又出现了一个新的情况。很多人用中成药活血通痹，因为要活血，用药时难免"旁生枝节"。比如说，好多中老年人患有高血压，一旦活血就容易血气上行，使头部和心脏的血液循环加快，易促发心脏病和脑出血。比如中药当归、川芎，等等，都会使血

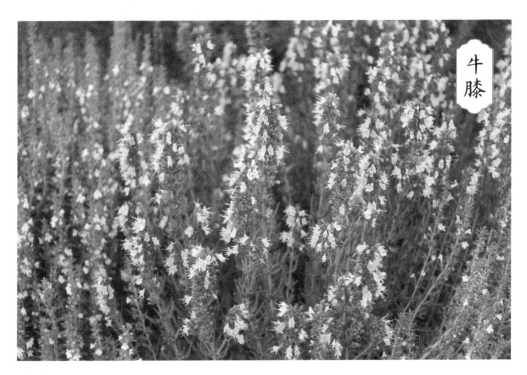

牛膝

茎叶〔主治〕寒湿痿痹，老疟淋秘，诸疮。功同根，春夏宜用之。

气上行，血压升高。那么，有没有一种药既能使血气下行，还能通络、通痹呢？有，而且很便宜，它就是牛膝。

有人就问了，牛膝该不会是牛的膝盖吧？不是，牛膝是一种植物，入药切成片状后，看起来有点儿像牛筋，呈半透明状。

牛膝性甘苦，平，入肝、肾经，是一味不苦口的良药。《本草经疏》说："牛膝，走而能补，性善下行，故入肝肾。主寒湿痿痹，四肢拘挛、膝痛不可屈伸者，肝脾肾虚，则寒湿之邪客之而成痹。此药性走而下行，其能逐寒湿而除痹也必矣，盖补肝则筋舒，下行则理膝，行血则痛止。"

也就是说，牛膝可以活血祛瘀，通经止痛，还能补肝肾、强筋骨。除此之外，还可以治疗骨关节病，补肝肾之阴。

说到补阴，中医一直强调"春夏养阳，秋冬养阴"，那么秋冬季节到底该养什么阴呢？肝阴和肾阴。该怎么养呢？您可以吃一些药来养肝血和滋肾阴，比如说"首乌固精膏"，还有阿胶、人参等补品，秋冬季节吃这类补品一般都不爱上火。

最后，再说一下冬季养肾的招式。

前面我们说过，"摇山晃海式"可以补肾，所以冬季中老年人不妨多扭扭腰。

此外，我再为您献上同样活动腰部、直接补肾的"补肾式"。

两个招式做完后，您会觉得腰部发热，就像放了一个热水袋一样。"补肾式"主要锻炼小腹，能够打通肾脏，起到补肾气的

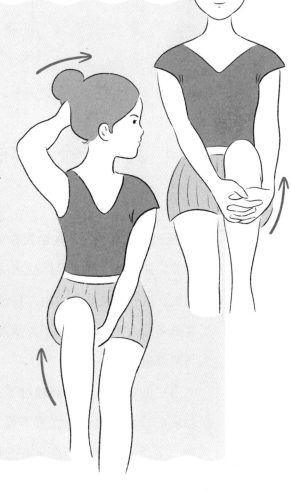

~~~~ 补肾式 ~~~~

💗 **方法**

它分为两个招式：

第一式，您可以坐在椅子上，上身挺直，双手十指交叉，抱住左（右）膝盖，手往上使劲，同时膝盖往下使劲，这时动作的着力点应在腰部。

第二式，坐在椅子上，左手放在右膝盖下方，掌心向上使劲往上托；右手放在后脑勺处，轻轻推头向左扭，整个过程中腰部挺直。

🕐 **时间**

每个动作做 10 次。

作用，尤其对膀胱、子宫及前列腺大有益处。

"秋主收，冬主藏"，冬天是万物蛰伏、休养生息的季节，也是身体藏匿精气、夯实先天之本——肾脏的最好季节。如果冬季能补足肾气，就像为肾提供了源源不断的活水，身体自然"澄其源而流自清，灌其根而枝乃茂"了。

后记

愿每一个人都能与健康结缘

从医这么多年，每次给人看完病后，我都会嘱咐病人平常多多保养，并推荐"四通强体祛病法"给他们。这些朋友用后纷纷感谢说：这些方法非常实用，自己的身体状况因此大大改善，要是有更多的人能用上就好了。所以，我才写了这本书，让更多的人与健康相伴。

书中的这些方法，都通过了我多年的临床验证，都是自己压箱底的珍藏。我希望大家不要只是看看而已，要持之以恒地去做。生活中，大家都难免有起居无常或劳心劳神的时候，只要选用适合自己的方法勤加练习，就能调理身体，精气神十足，浑身上下有使不完的劲。比如，每天练习"呼吸回春法"，就会精神头十足；最近压力太大，练一练"道家委身法"，就能解乏，补足心气；应酬喝酒多，冲一杯绿豆粉、板蓝根粉，就能养肝护身……。总之，根据自己的需求，找到相应方法自行组合搭配，就能少生病或不生病。

换言之，您能够拿起这本书，就说明您在求"健康缘"，您我有缘。然而，"缘分，缘分，没有播种的缘，人间的福慧，怎么会有属于我们的一份？"所以，仅仅结交缘分是不够的，我们还要主动种缘，用书中提及的方法播下健康的种子。也许此时此处，彼时彼处，您就能收获金刚不坏之身。

最后，感谢师父多年来对我的关爱，并亲授养生秘籍，同时教我一身正气为人，以医济世；感谢所有关心、支持我的朋友。我祝愿大家天天健康，自在为人！

李军红

2023 年 5 月 14 日